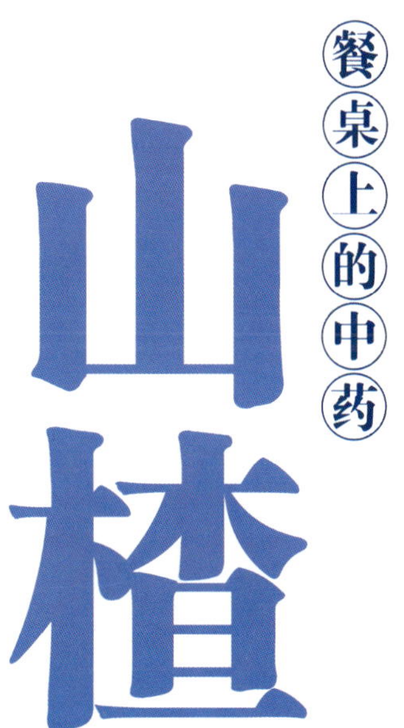

餐桌上的中药 山楂

龙尔 编著　张群湘博士 审订

广州新华出版发行集团
广州出版社

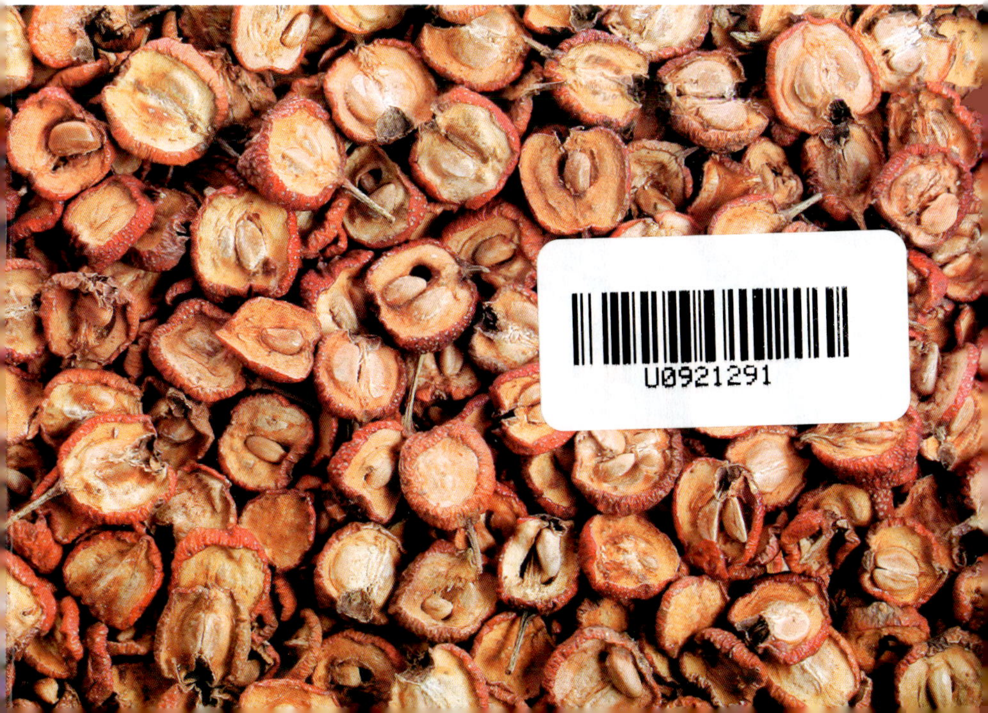

图书在版编目(CIP)数据

山楂/张群湘主编. —广州：广州出版社，2011.7
(餐桌上的中药第3辑)
ISBN 978-7-5462-0564-9

I. ①山… II. ②张… III. ①山楂—基本知识
IV. ①R282.71

中国版本图书馆CIP数据核字(2011)第153856号

广东省版权局版权合同登记图字：19-2011-056

朗聲圖書

中文简体版由香港万里机构出版有限公司授权
广州市朗声图书有限公司于中国大陆地区专有使用

餐桌上的中药·山楂

出版发行 广州出版社
(地址：广州市天河区天润路87号广建
大厦九楼、十楼 邮政编码 510635
www.gzcbs.com.cn)
发行专线 020-34297719 84491128
策　　划 欧阳群
责任编辑 杨　斌　董　平　何　娴
特邀编辑 林卓萍　张晓明
封面设计 半亩方塘
印　　刷 湛江南华印务有限公司
(地址：广东省湛江市霞山区绿塘路61号
邮政编码 524002)
规　　格 889mm×1210mm 1/32
总 字 数 403千
总 印 张 18
版　　次 2011年8月第1版
印　　次 2011年8月第1次
书　　号 ISBN 978-7-5462-0564-9
总 定 价 82.80元(全六册)

享传奇食材 做健康达人

“药补不如食补。”食补是历史悠久的养生观念，而且是很讲究的一门学问。所谓药食同源，是指选对食材，不但可以汲取丰富的营养，更能防病抗病。选对食材，改变不良的饮食习惯，对不少慢性病患者也有裨益。

日常最天然的中药，也可以是美味的食材。如果能从自然食材的配搭中找到保健的方法，岂不是平凡生活中的一大乐事？

在物流发达的今天，人们已经可以非常方便地购买来自世界各地的食材，餐桌上无国界的现象越来越普遍。而对种类多样、数量庞大的食材，该如何进行选择呢？

《餐桌上的中药》系列搜罗当下保健功效显著、味道佳，且餐桌上使用频率较高的中药，如枸杞、百合、淮山、莲子、桂圆、红枣、黄芪等的相关内容，分别编撰成册，给读者提供最实用的保健功效常识，介绍鉴别真伪优劣的方法、应用和保存之道以及食用宜忌等，并分别重点介绍100多款家庭食用方法。

相信在举家围坐餐桌、享受美食的过程中，你已不知不觉成为了健康达人。

编者

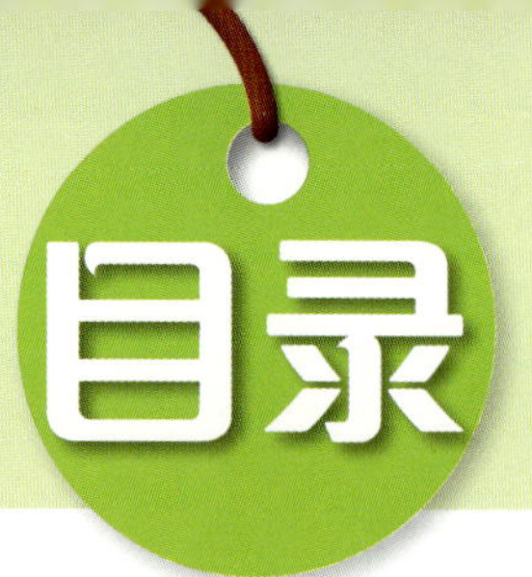

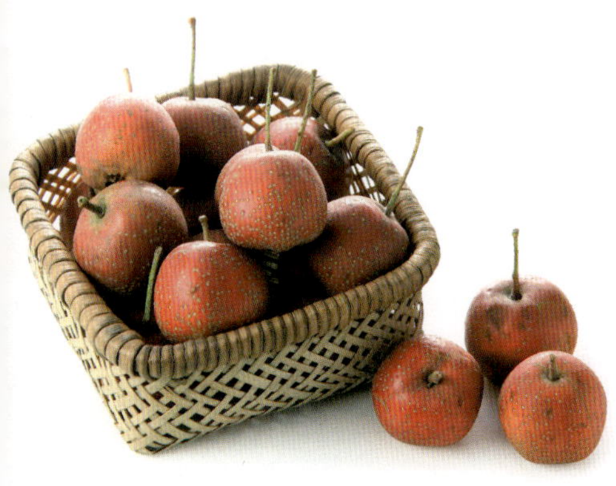

享传奇食材　做健康达人 …………… 3

食材档案 …………………………… 8

山楂 ……………………………… 10

营养价值 ………………………… 11

保健功效 ………………………… 12

消滞、助消化 ……………………… 12
抗衰老 ……………………………… 13
防癌 ………………………………… 13
降血脂 ……………………………… 14
降血压 ……………………………… 14
治绦虫 ……………………………… 15
治菌痢 ……………………………… 15
防治心血管疾病 …………………… 15

食用问答 ………………………… 16

我国的山楂有哪些种类？ ……… 16
相比其他蔬果，山楂的抗衰老能力有多强？ …………………… 17
山楂可以怎样吃？ ………………… 18
什么人适合于吃山楂？ ………… 18

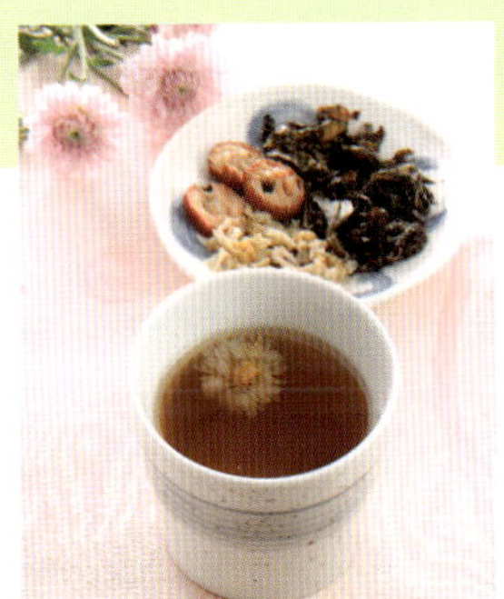
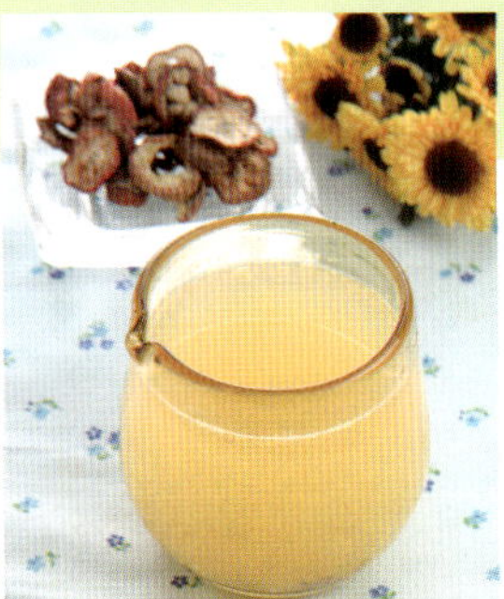
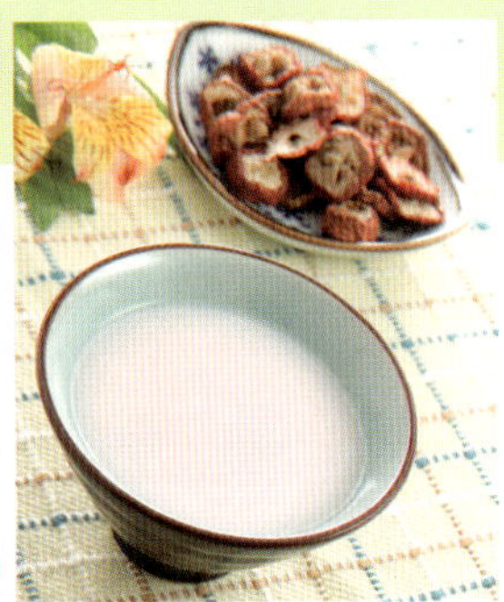

什么人不宜吃山楂？ 18
山楂应如何配伍？ 18
山楂不可与什么同食？ 19
如何控制山楂的用量？ 19
如何贮存山楂？ 19

餐桌营养菜式 20

茶饮糖水 22

山楂菊花绿茶 22
山楂蜂蜜水 23
山楂红茶 23
山楂金银花茶 24
山楂荷叶绿茶 24
山楂决明子菊花茶 25
山楂乌龙茶 25
山楂益母草茶 26
大蒜山楂茶 26
山楂雪耳饮 27
山楂萝卜橙皮饮 27
山楂核桃饮 28
山楂金银花饮 28
山楂荷叶饮 29
山楂丹参麦冬饮 29
山楂橙汁 30
薄荷山楂菊花饮 31
山楂汁 31
黄连山楂汁 32
山楂雪梨马蹄汁 32
山楂草莓汁 33
山楂橙姜汁 33
山楂马蹄甘蔗汁 34
山楂酸梅汤 34
山楂鸡蛋饮 35
山楂糖水 35
山楂乳酪 36
山楂苹果雪梨糖水 37
山楂莲子糖水 37
肉桂山楂糖水 38
山楂马蹄糖水 38
山楂麦芽甜汤 39
木瓜雪耳山楂糖水 39
山楂白酒 40
阿胶山楂酒 40
山楂牛奶酒 41
山楂玫瑰黄酒 41

汤水 42

薏米山楂萝卜汤 42
山楂煲何首乌 43
山楂煲二豆 43

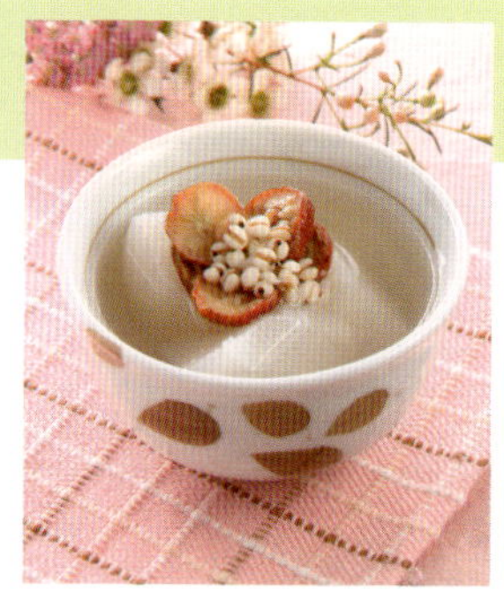

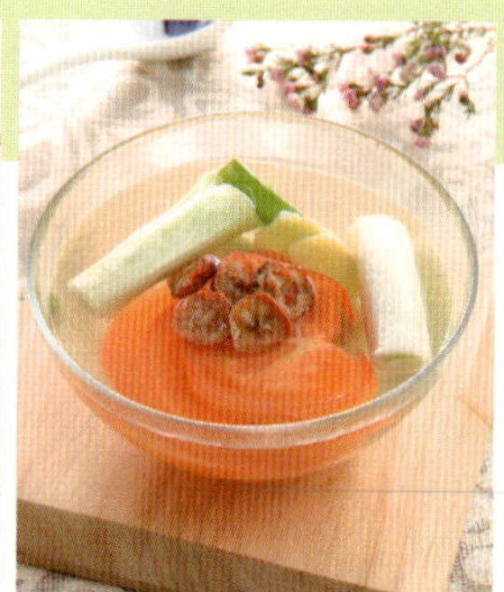

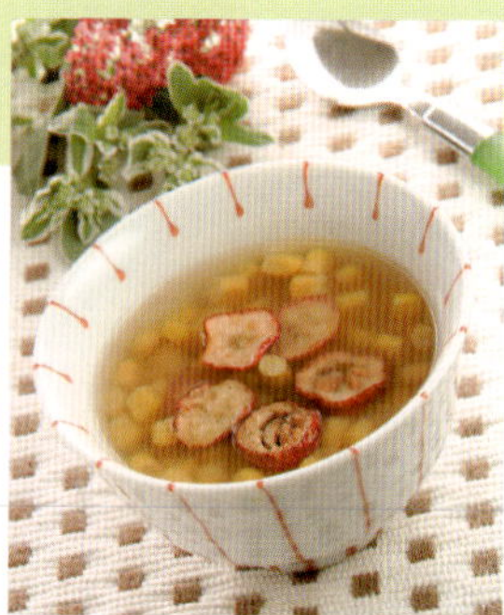

山楂丹参麦冬汤 …………………… 44
山楂白扁豆汤 ………………………… 44
山楂荷叶薏米汤 …………………… 45
山楂煲黑木耳 ………………………… 45
马蹄山楂瘦肉汤 …………………… 46
山楂丹参枸杞汤 …………………… 46
山楂川归汤……………………………… 47
山楂四味汤……………………………… 47
山楂叶煲灯心草 …………………… 48
山楂柿饼香菇汤 …………………… 48
山楂红枣姜汤 ………………………… 49
山楂叶黑豆甘草汤………………… 49
山楂西红柿汤 ………………………… 50
山楂大枣汤……………………………… 51
山楂荔枝汤……………………………… 51
菠萝山楂汤……………………………… 52
鸡蛋山楂汤……………………………… 52
山楂煲乌鸡……………………………… 53
鸡内金山楂煲鹅肉………………… 53
山楂赤小豆煲牛肉………………… 54
山楂白术瘦肉汤 …………………… 54
山楂瘦肉降压汤 …………………… 55
山楂荷叶排骨汤 …………………… 55
山楂灵芝香菇汤 …………………… 56
猴头菇山楂灵芝汤………………… 56

粥品 ……………………………… 57

山楂玉米甜粥 ………………………… 57
山楂粥…………………………………… 58
芝麻花生猪肝山楂粥 …………… 58
肉桂山楂粥……………………………… 59
菊花山楂粥……………………………… 59
枸杞山楂粥……………………………… 60
山楂丹参粥……………………………… 60
山楂桑葚粥……………………………… 61
薏米山楂粥……………………………… 61
山楂莱菔子粥 ………………………… 62
山楂核桃粥……………………………… 62
山楂二豆粥……………………………… 63
山楂薏米红豆粥 …………………… 63
山楂糯米粥……………………………… 64
山楂薏米荷叶粥 …………………… 64
黄芪山楂黑米粥 …………………… 65
山楂雪耳粥……………………………… 65
芹菜山楂粥……………………………… 66
山楂淮山瘦肉粥 …………………… 66

小菜 ……………………………… 67

山楂香菇饭……………………………… 67
淡菜炒山楂……………………………… 68
山楂炖海带……………………………… 68

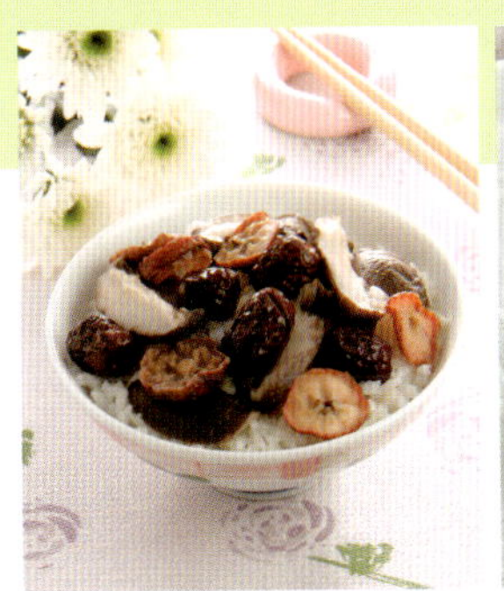
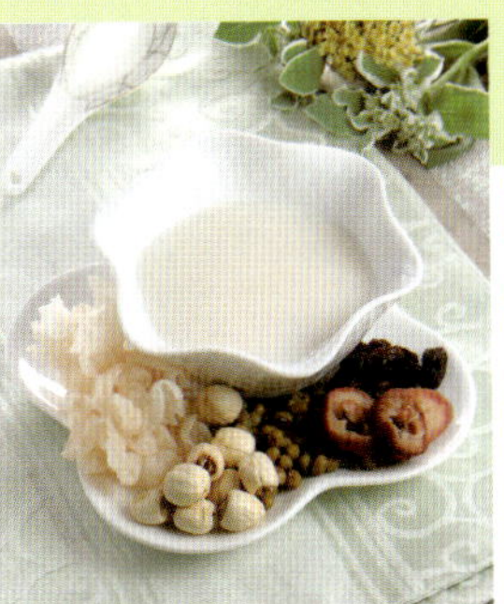
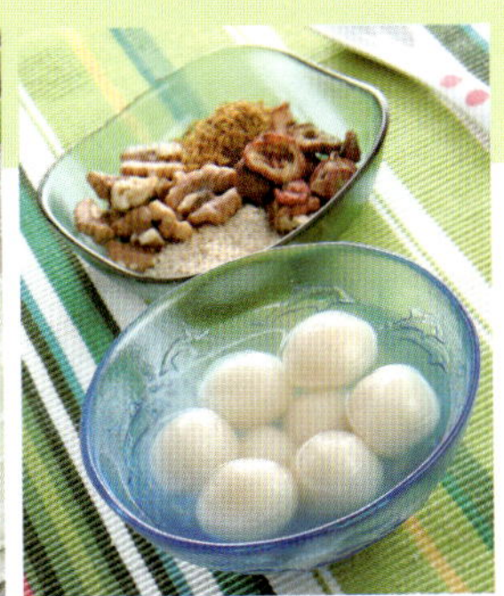

麻酱山楂白菜丝 …………………… 69
山楂烧豆腐…………………………… 69
山楂炒瘦肉…………………………… 70
芝麻山楂瘦肉干 …………………… 70
山楂猪排 …………………………… 71
山楂炖牛肉………………………… 71
山楂糕炸排骨 ……………………… 72
山楂红烧肉………………………… 72
枸杞山楂煮牛肉 …………………… 73
山楂鸡片 …………………………… 73
山楂鸡肉 …………………………… 74
山楂蒸鸡肝………………………… 74
山楂煮鸡翅………………………… 75
山楂鲤鱼块………………………… 76
山楂蒸田鸡………………………… 76
山楂炖甲鱼………………………… 77
红枣山楂蒸红斑 …………………… 77

糕点 …………………………… 78

山楂莲子羹………………………… 78
红花山楂饼………………………… 79
山楂糖……………………………… 79
糖山楂串 …………………………… 80
冰糖葫芦 …………………………… 80
蜜汁山楂 …………………………… 81
山楂泥……………………………… 81
水晶山楂糕………………………… 82
蜜饯山楂糕………………………… 82
山楂马蹄糕………………………… 83
山楂橙皮 …………………………… 83
山楂腌果丝………………………… 84
山楂腌雪梨………………………… 84
山楂腌白菜………………………… 85
山楂蒸蛋糕………………………… 85
山楂豆沙饼………………………… 86
山楂小麦汤圆 ……………………… 86
山楂汤圆 …………………………… 87
山楂果酱 …………………………… 88
草莓山楂果酱 ……………………… 88
山楂千层糕………………………… 89
黑糖桂花山楂酱 …………………… 89
山楂牛奶布丁 ……………………… 90
山楂慕斯 …………………………… 90
山楂蛋糕 …………………………… 91
山楂果酱曲奇 ……………………… 91
山楂果冻 …………………………… 92
山楂奶冻 …………………………… 92

索引 …………………………… 93

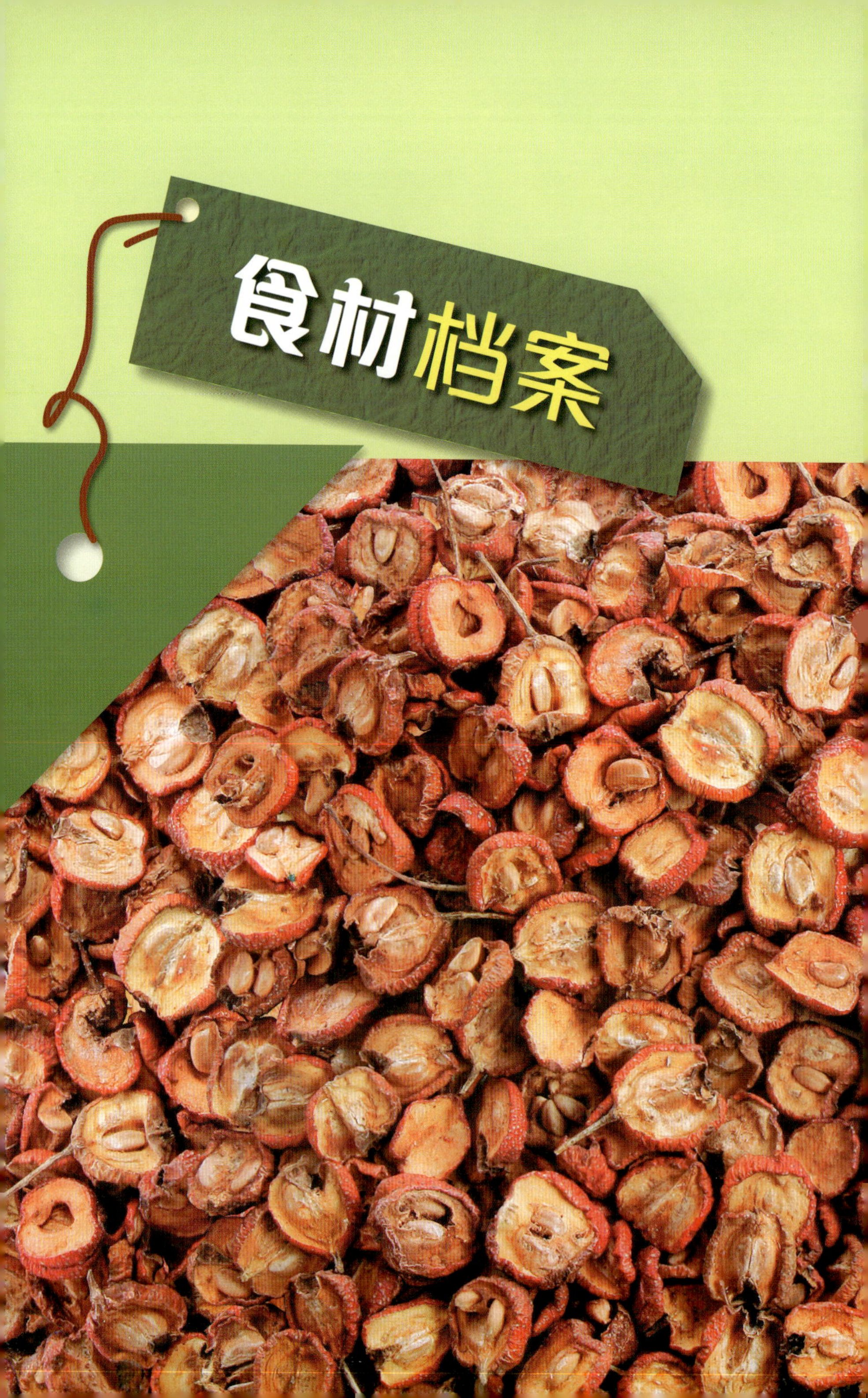
食材档案

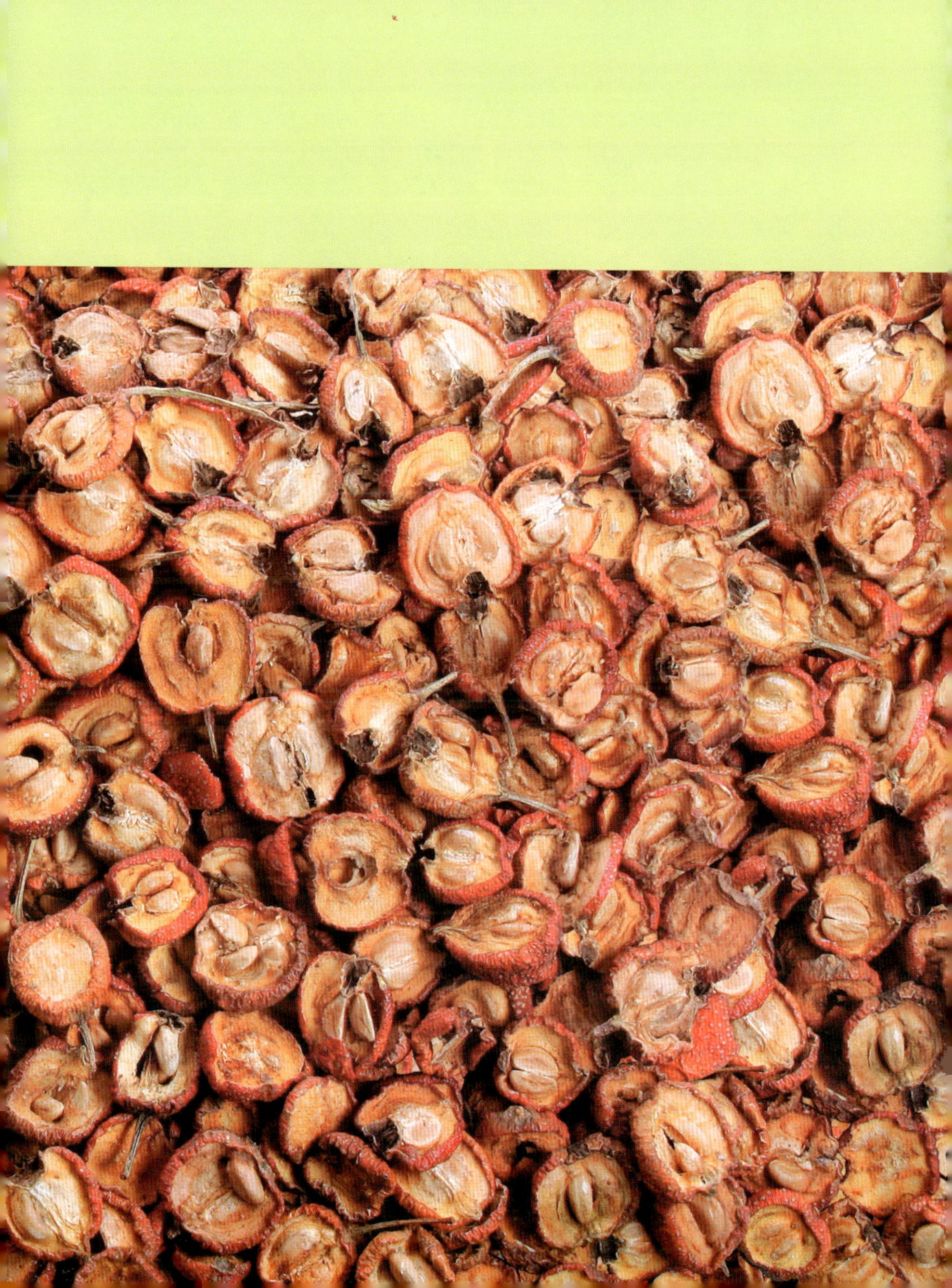

山楂

Shān Zhā

Nippon Hawthorn Fruit/ *Crataegus pinnatifida Bunge*

别名 山里红、胭脂果、红果子

【科目来源】 蔷薇科植物。

【药用部位】 果（山楂）、茎叶（山楂叶）、木材（山楂木）、种子（山楂核）、根（山楂根）均供药用。

【性味归经】 味酸、甘，微温；归脾、胃、肝经。

【功效分类】 消食类中。

【功效主治】 山楂具消食化积、活血散淤功能，主治肉食积滞、胃脘胀满、泻痢腹痛、淤血经闭、产后淤阻、心腹刺痛、疝气疼痛，对高脂血症亦有良好治疗效果。焦山楂消食导滞作用增强，用于肉食积滞，泻痢不爽。

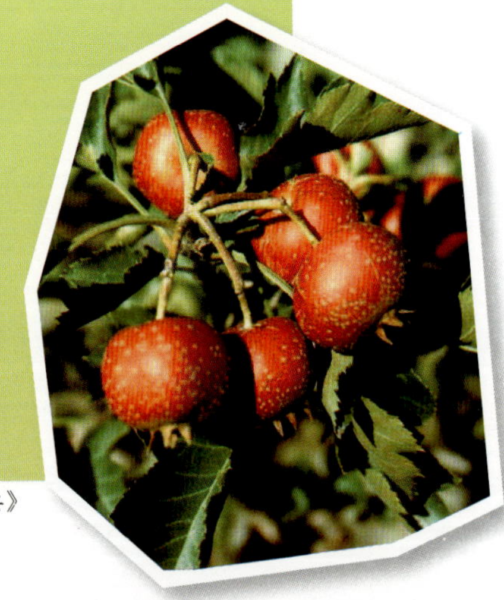

原株植物，图片摘自《常用中药材鉴别图典》

山楂营养成分	含量（毫克/100克）
水分	73,000
碳水化合物	25,100
膳食纤维	3,100
灰分	800
脂肪	600
蛋白质	500
钾	299
胡萝卜素	100
维生素A	17
维生素C	53
钙	52
磷	24
镁	19
维生素E	7.32
钠	5.4
硒	1.22
铁	0.9
烟酸	0.4
锌	0.28
锰	0.24
铜	0.11
硫胺素	0.02
核黄素	0.02

另外，山楂亦含绿原酸（chlorogenic acid）、咖啡酸、山楂酸（crataegolic acid）、齐菊果酸、槲皮素、金丝桃苷（hyperin）、表儿茶素（epicatechin）等。

保健功效

山楂具有消食健胃、活血化淤、驱虫等功效，主治肉食积滞、高血脂、高血压、心血管病症等。此外，还有抗衰老、防癌等作用。

专家说法

消滞、助消化

主要应用 **消化不良、肉食积滞**

山楂含多种维生素、酒石酸、柠檬酸、苹果酸等，亦含黄酮类、内酯、糖类、蛋白质、脂肪，以及钙、磷、铁等矿物质，所含的解脂酶具促进脂肪类食物的消化、促进胃液分泌、增加胃内酶素等功能；因此多吃山楂能消滞、助消化。

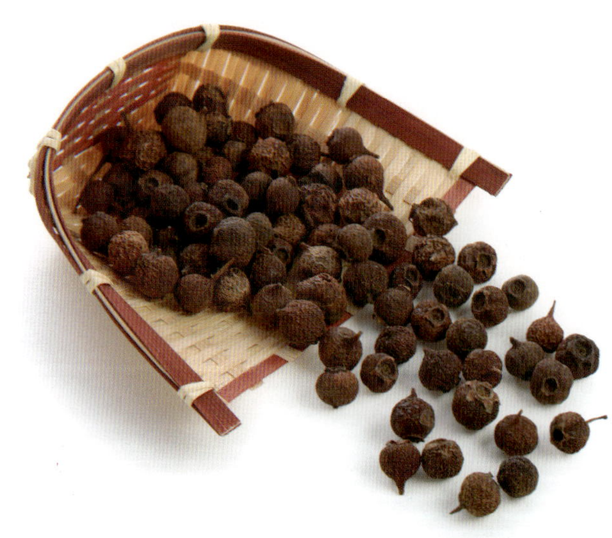

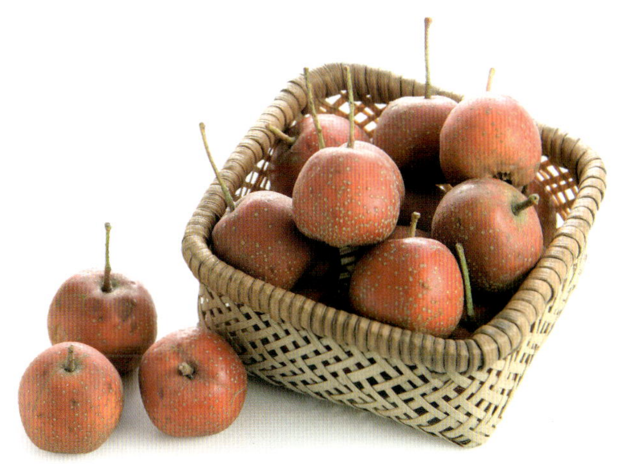

专家说法 抗衰老 主要应用 保健、美容

根据中国疾病预防控制中心营养与食品安全所的测定，山楂含有大量维生素，特别是维生素C、维生素E和胡萝卜素。这三种维生素都是抗氧化剂，因此常吃山楂能延缓衰老。

专家说法 防癌 主要应用 消化道癌症、癌症

研究发现，山楂中含有一种叫牡荆素的化合物，具有抗癌的作用。另外，亚硝胺、黄曲霉素均可诱发及恶化消化道癌症，实验研究证明，山楂提取液能阻断亚硝胺的合成，同时能抑制黄曲霉素的致癌作用。所以，经常食用山楂除可预防消化道癌症，已患有癌症的病人多食山楂亦可辅助抗癌。

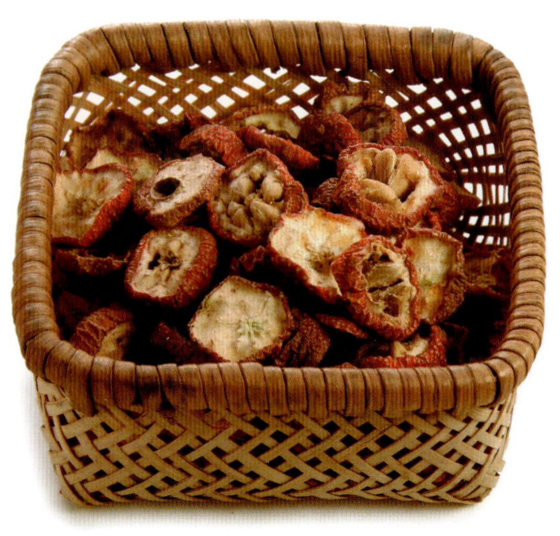

专家说法 降血脂 主要应用高血脂

山楂含有大量果胶；果胶能促进肠道的蠕动和增强消化腺的分泌功能，有助消化食物和排泄废物，更具有降胆固醇和血糖的功效。

专家说法 降血压 主要应用高血脂

中国疾病预防控制中心营养与食品安全所的测定，亦显示山楂含有大量矿物质，其钙含量在各种水果中仅次于柑橘和柠檬。钙除有助维护人体神经、肌肉和骨骼外，对维持心血管的生理功能同样非常重要，因此常吃山楂有利于稳定、调节血压。此外，亦有研究显示山楂中的总黄酮有扩张血管和持久降压的作用。

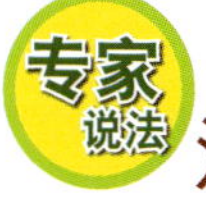

治绦虫 主要应用体内绦虫

临床实验证明，1公斤鲜山楂洗净后，从下午3时开始嚼至晚上10时，禁吃晚饭，翌日早晨用100克槟榔水煎服后卧床休息，有大便感时，忍一会再去大便，可以排出完整的绦虫。

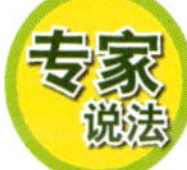

治菌痢 主要应用食物中毒

根据药理实验，焦山楂煎剂体外试验对各种痢疾杆菌、绿脓杆菌、大肠杆菌、金黄色球菌及炭疽杆菌等，均有明显的抑制作用。临床实验证明，20%山楂煎剂加糖调味后，每服200毫升，连续服用7~10天为一疗程，每月2~3个疗程，对治疗急性菌痢的有效率达100%。

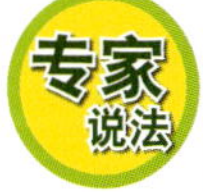

防治心血管疾病 主要应用心血管疾病

临床研究证实，山楂能显著降低血清胆固醇及甘油三酯，有效防治动脉粥样硬化。另外，山楂具有多种生物活性物质，如三萜类和黄酮类物质，能扩张及软化血管、增加冠脉血流量。山楂还能通过增强心肌收缩力、增加心输出量、降低心肌耗氧量等起到强心和预防心绞痛的作用。

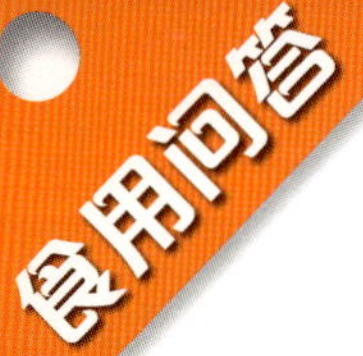

Q 我国的山楂有哪些种类？

A

名称	特征	产地
山楂	落叶乔木或大灌木，高达8米；叶长6~12厘米，花呈白色或带淡红色，直径8~13毫米，果呈球形或圆卵形，直径约2.5厘米，深红色，多具白色斑点。花期5月，果期8~10月	东北南部、华北地区以及江苏一带
野山楂	落叶灌木，高达1.5米；叶长1.5~6厘米，果较小，呈红黄色，近圆形，直径约1~1.5厘米。花期5~6月，果期8~10月	江苏、浙江、安徽、湖南、湖北、河南、四川、贵州、江西、福建、广东、广西、云南、陕西等地
北山楂	植物山楂的果实，呈球形或梨形，直径约2.5厘米。表面深红色，有光泽，满布灰白色细斑点；顶端有宿存花萼，基部有果柄残痕。气味清香，味酸微甜	山东、河北、河南、辽宁、陕西、山西、江苏等地
南山楂	植物野山楂的果实，呈类圆球形，直径0.8~1.4厘米，有的压扁成饼状；表面灰红色，行细纹及小斑点，顶端有凹窝，其边缘略突出，基部有果柄残痕。质坚硬，核大，果肉薄，棕红色。气味清香，味酸微涩	江苏，浙江、云南、四川等地
山里红	叶片宽卵形，果实近球形，直径约1.5厘米，红色	东北、华北及陕西、山东、江苏等地
湖北山楂	叶卵形至矩圆状卵形，刺长1.5厘米；果实圆球形，直径约1~2.5厘米，黑赤色，有显著的小斑点	中部地区及陕西、江苏各地
辽山楂	叶先端3~5裂，基部楔形，花药淡红色或紫色，果实鲜红色	东北地区及山西、内蒙古、新疆等地
云南山楂	叶片卵状披针形或卵状椭圆形，常不裂，边缘具锯齿；果实近球形，暗红色或黄色带红褐色晕斑	西南地区及广东、广西等地

Q 与其他蔬果相比，山楂的抗衰老能力有多强？

A 根据天津环境医学研究所的研究，山楂在30种水果中，抗衰老指数排名最高。

水果	抗衰老指数
山楂	13.42
冬枣	6.98
番石榴	6.07
猕猴桃	4.38
桑葚	4.11
草莓	3.29
玛瑙石榴	3.10
芦柑	2.29
橙子	1.89
柠檬	1.43
樱桃	0.99
龙眼	0.94
菠萝	0.80
苹果	0.80
香蕉	0.73
李子	0.71
荔枝	0.59
金橘	0.50
葡萄	0.49
柚子	0.39
芒果	0.38
杏子	0.34
哈密瓜	0.24
水晶梨	0.22
蜜瓜	0.19
西瓜	0.16
柿子	0.14

Q 山楂可以怎样吃?

A 山楂除了生吃外，还可以制成果脯、山楂饼、山楂糕、山楂汁、果酱、罐头、冰糖葫芦等，也可入馔及作为馅料。

Q 什么人适合于吃山楂?

A 一般人均可食用山楂，老人、消化不良人士尤其适合于。伤风感冒、消化不良、食欲不振时也可多吃山楂。患有心血管疾病、缺乏钙质、贫血、肠胃病和癌症人士也可多吃山楂。

Q 什么人不宜吃山楂?

A 孕妇、儿童、胃酸分泌过多人士，及患牙病者慎吃。

中医认为，山楂只消不补，脾胃虚弱者不宜多吃。长时间食山楂或山楂制品亦对牙齿生长不利。另外，山楂制品含糖量高，容易影响食欲，甚至影响血糖稳定。糖尿病人应食用山楂鲜果，少吃山楂片等制品。

孕妇不宜吃山楂。山楂有活血散淤功效，会刺激子宫收缩，可能引起流产。产后食用山楂则可促进子宫复原。

Q 山楂应如何配伍?

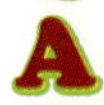

配伍	保健功效
排骨	祛斑消淤，美颜。
荷叶	煎水代茶常饮，可降血脂。
红糖	煎服，对妇女产后恶露不净或儿枕痛非常有益。

Q 山楂不可与什么同食?

A

忌与山楂同食之食物	影响
人参	降低人参药效。
猪肝、南瓜、黄瓜、胡萝卜、柠檬	破坏人体对维生素C的吸收及利用。
海鲜食品	引起腹痛、恶心。

Q 如何控制山楂的用量?

A 山楂有生用、炒用之分。活血化淤止痛多用生山楂；消食导滞宜用焦山楂。山楂用量一般10~15克，大剂量可用至30~120克。

Q 如何贮存山楂?

A 山楂多以缸贮法和保鲜冷库法贮存。

缸贮法：

先将缸洗净及消毒，然后在缸底铺一层消过毒的细纱布，然后将选好的山楂倒入缸中，堆至缸面。覆盖鲜白菜叶或萝卜叶，置放在阴凉处。“大雪”至“冬至”结合倒缸拣除烂果，上大冻时绑草封口。此法可贮藏山楂到春节。

冷库贮存法：

将山楂装入胶袋，每袋25公斤，并放入一些浸泡过饱和高锰酸钾的砖块，果实预冷后扎袋口，置于冷库中贮藏。库内温度保持0℃至零下2℃，袋内湿度保持在90%左右。当袋内氧气低于2%或二氧化碳高于5%时开袋换气。此法可贮藏半年。

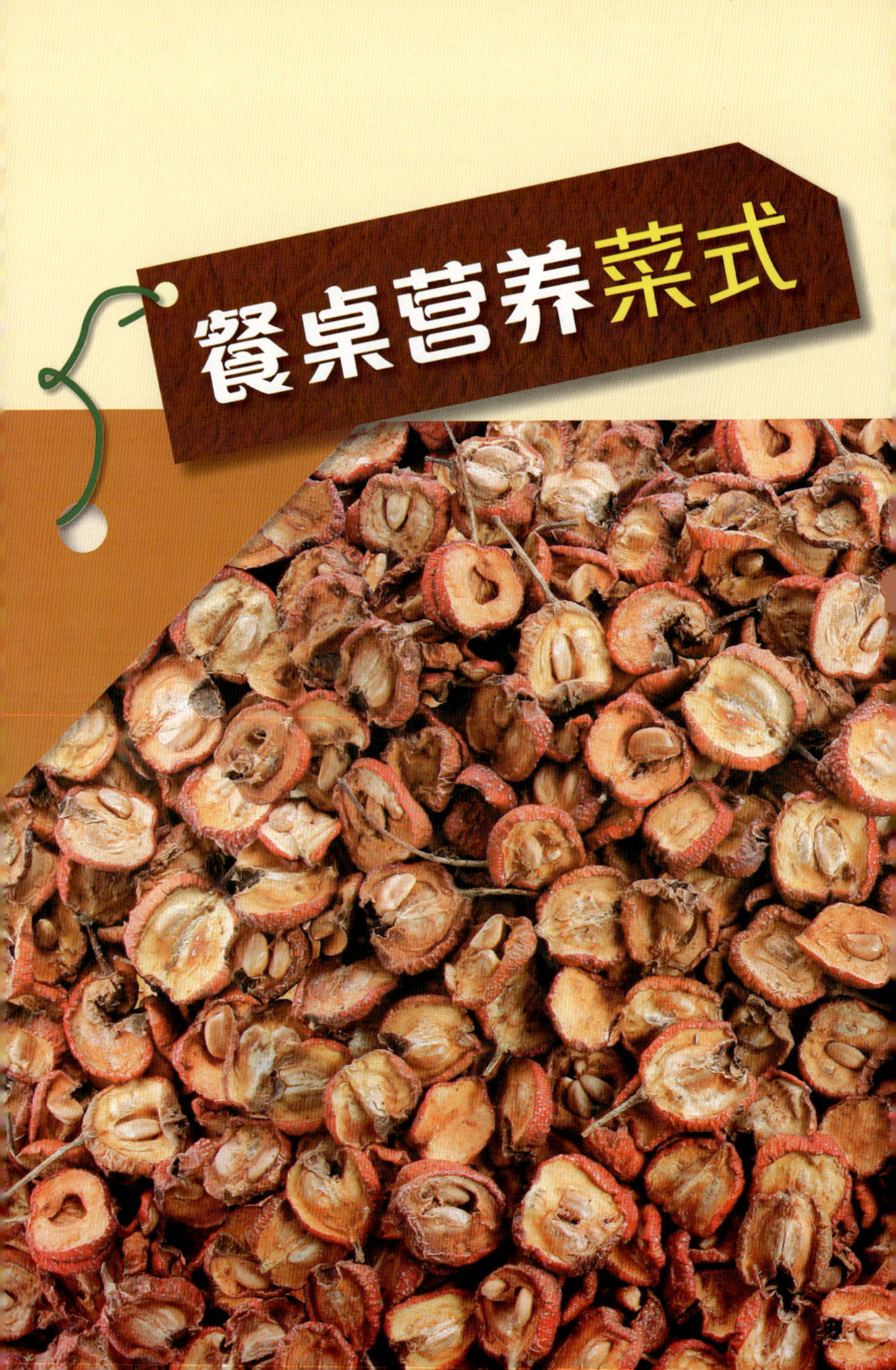
餐桌营养菜式

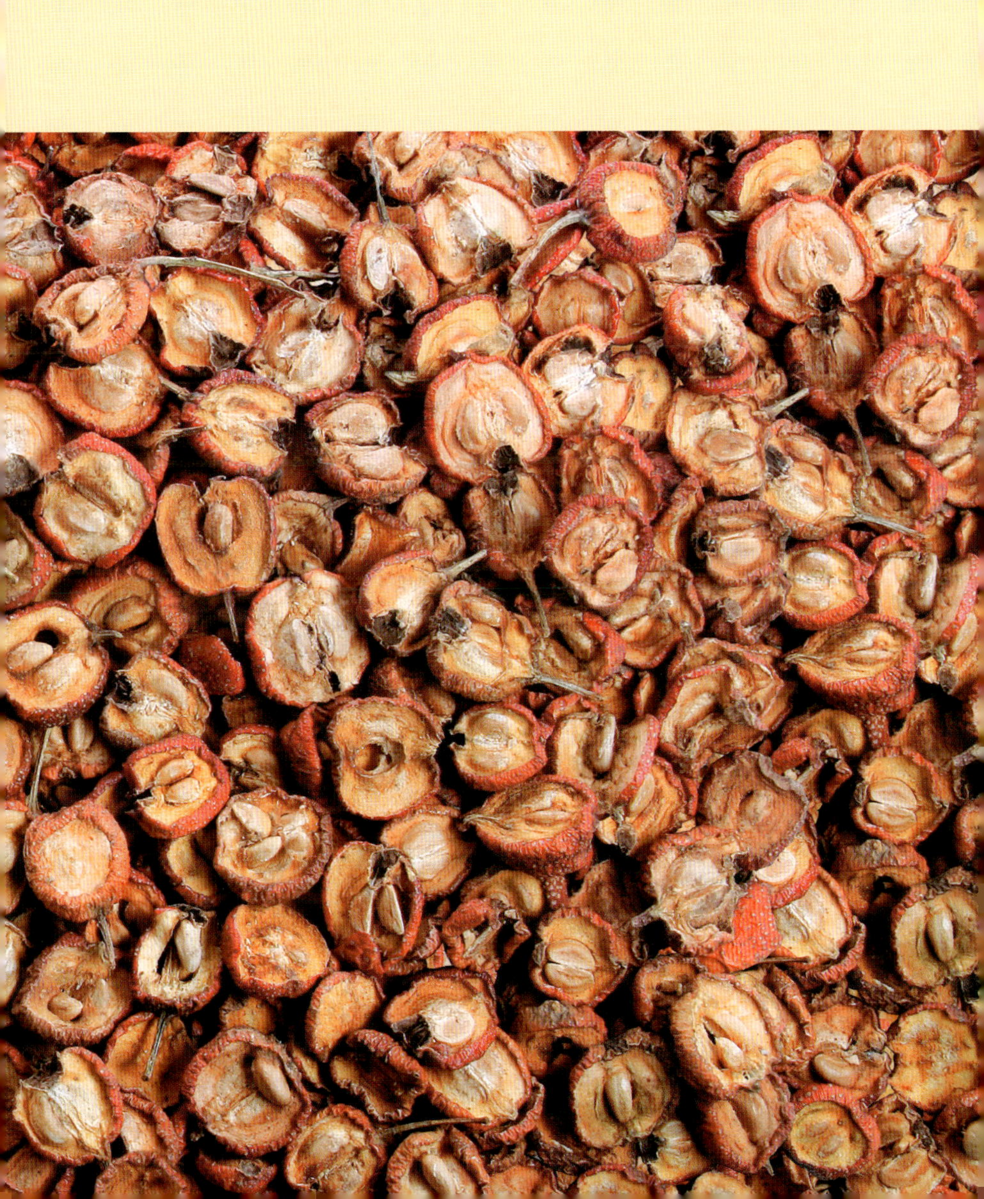

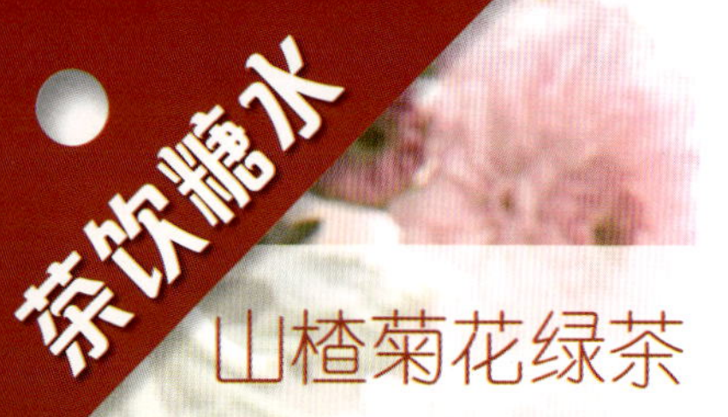

山楂菊花绿茶

功效 **平肝明目，行气化淤**

用途 适用于高血脂及肝阳上亢型高血压人士。

材料 山楂片25克，菊花10克，绿茶2克。

做法 1. 山楂片、菊花洗净，沥干水分。
2. 所有材料放入杯内，用沸水冲泡，加盖闷10分钟即可。

食用 每日1剂，代茶饮。

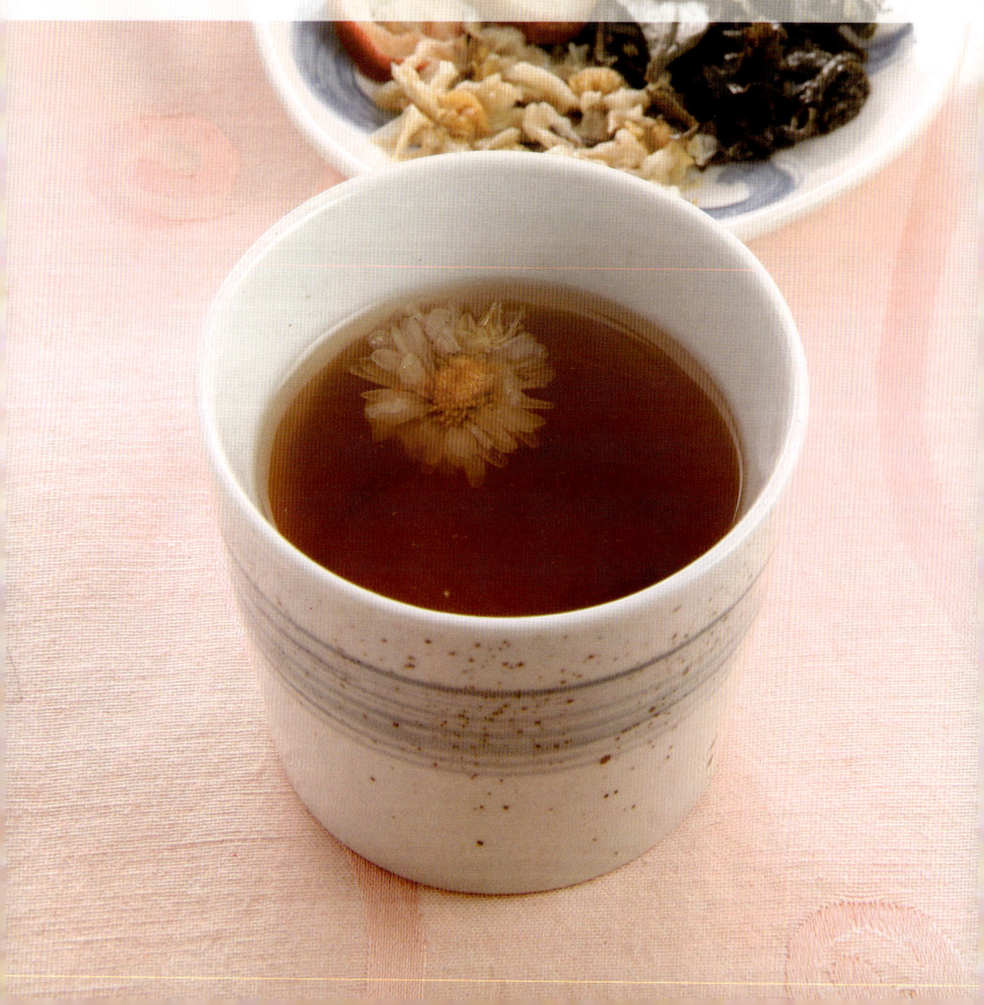

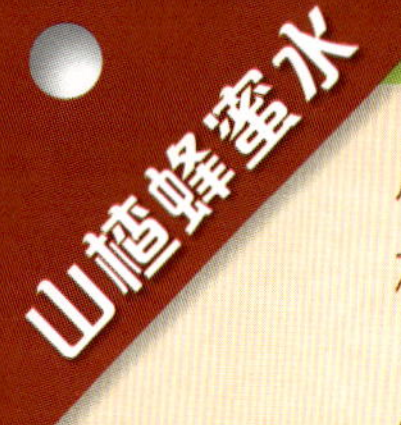

山楂蜂蜜水

功效 **化积消滞，祛淤降脂**

用途 适用于冠心病、高血脂。

材料 鲜山楂500克，蜂蜜250克。

做法
1. 将鲜山楂洗净，去核，放入锅内，加适量水用慢火煎煮20分钟，去渣取汁。
2. 加入蜂蜜拌匀，冷却后装瓶备用。

食用 每日2次，每次30毫升。

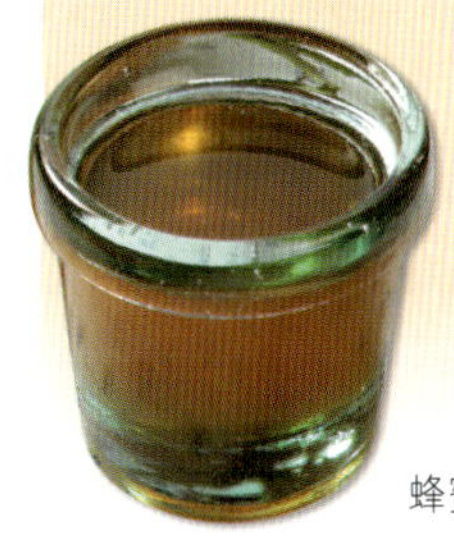

蜂蜜

山楂红茶

功效 **健脾理气，消积化痰**

用途 适用于饮食积滞及高血脂。

材料 山楂12克，陈皮9克，红茶适量。

做法
1. 山楂洗净，去核。
2. 陈皮洗净，用水浸软，刮去瓤备用。
3. 将山楂、陈皮各用白锅炒一下，加入红茶放入杯内，用沸水冲泡，加盖闷10分钟即可。

食用 每日1次，代茶饮。

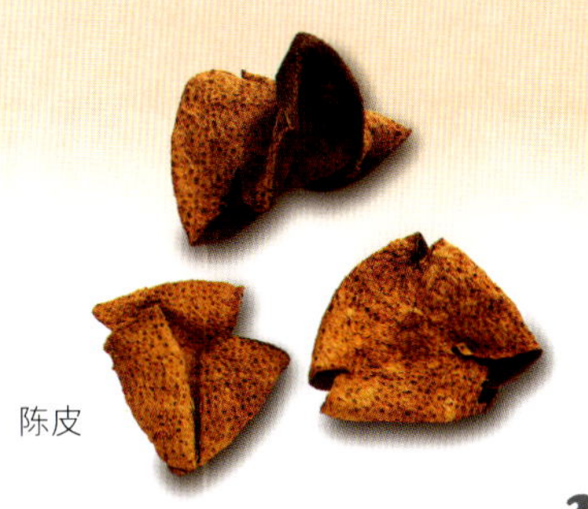

陈皮

山楂金银花茶

功效 **健脾，消滞，降血压**

用途 适用于高血压。

材料 草决明12克，焦山楂、金银花各9克。

做法
1. 将所有材料洗净，沥干水分。
2. 所有材料放入杯内，用沸水冲泡，加盖闷10分钟即可。

食用 每日1~2次，代茶饮。

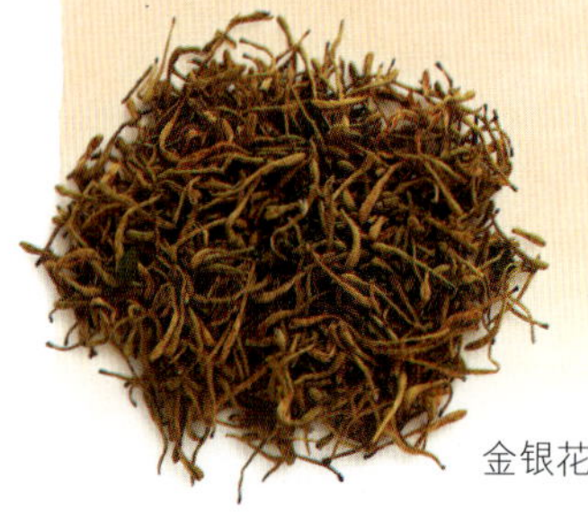
金银花

山楂荷叶绿茶

功效 **降脂减肥，消食化积**

用途 适用于肥胖及高血脂。

材料 山楂12克，荷叶6克，绿茶3克。

做法
1. 将所有材料洗净，沥干水分。
2. 所有材料放入杯内，以沸水冲泡或煎服。

食用 每日1剂，代茶饮。

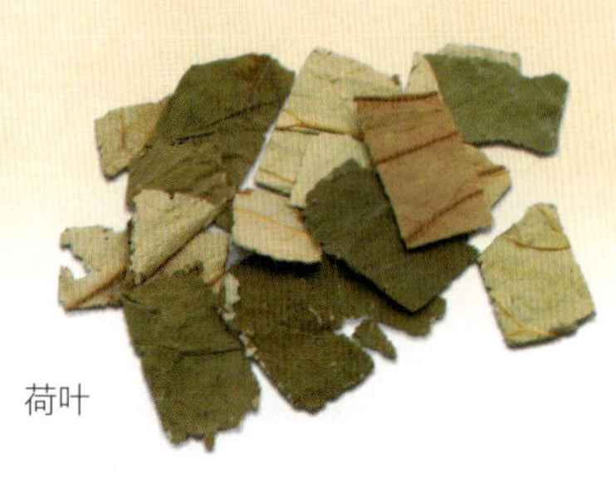
荷叶

山楂决明子菊花茶

功效 清肝明目，化积祛脂

用途 适用于高血脂及高血压。

材料 决明子15克，山楂、杭菊各10克。

做法
1. 将所有材料洗净，沥干水分。
2. 所有材料放入锅内，加适量水用慢火煎煮20分钟，去渣取汁。

食用 每日1剂，代茶饮。

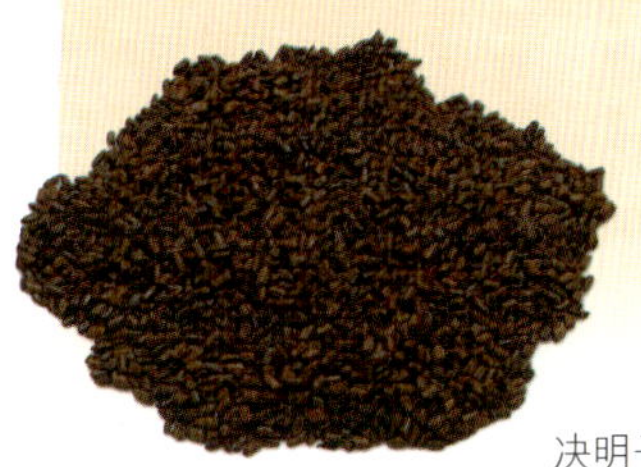
决明子

山楂乌龙茶

功效 消脂减肥

用途 适用于高血脂及肥胖。

材料 制首乌30克，山楂肉15克，乌龙茶3克。

做法
1. 将山楂肉、首乌洗净，放入锅内，加适量水以慢火煎煮20分钟，去渣取汁。
2. 用煮好的汁液冲泡乌龙茶。

食用 每日1次，代茶饮。

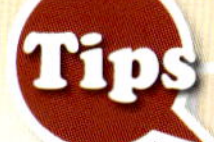

山楂的形态特征

山楂属落叶灌木。枝密有细刺，幼枝有柔毛；小枝紫褐色，老枝灰褐色。叶片呈三角卵形或棱状卵形，长2~6cm，宽0.8~2.5cm，基部截形或宽楔形，两侧各有3~5对羽状深裂片，基部1对裂片分裂较深，边缘有不规则锐锯齿。复伞房花序，花序梗、花柄都有长柔毛。花白色，直径约1.5cm；萼筒外有长柔毛，萼片内外两面无毛或内面顶端有毛。果实深红色，近球形。花期5~6月，果期9~10月。

山楂益母草茶

功效 活血化淤，行气消滞

用途 适用于冠心病。

材料 山楂30克，益母草10克，茶叶5克。

做法
1. 将所有材料洗净，沥干水分。
2. 所有材料放入杯内，用沸水冲泡，加盖闷10分钟即可。

食用 代茶饮。

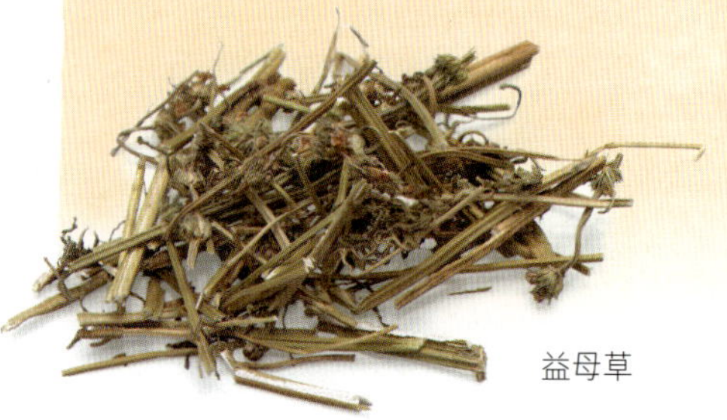
益母草

大蒜山楂茶

功效 行气止痛，止泻止痢

用途 适用于细菌性痢疾。

材料 焦山楂、红糖各30克，大蒜1整个。

做法
1. 将所有材料洗净，沥干水分。大蒜切去根部，切段。
2. 所有材料放入锅内，加适量水煎煮20分钟，去渣取汁即可。

食用 代茶饮。

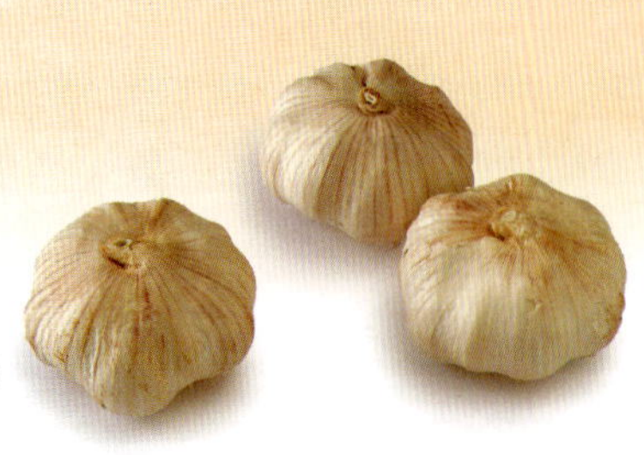
大蒜

山楂雪耳饮

功效 **行气活血，化积消滞**

用途	适用于高血脂及动脉粥样硬化。
材料	山楂片40克，雪耳20克，白糖1茶匙。
做法	1. 材料洗净，沥干水分。 2. 雪耳用水浸软，去蒂，撕成小朵，浸液留用。 3. 将雪耳放入沙锅内，并倒入浸液，加入山楂片、白糖，以慢火炖30分钟，炖至雪耳熟烂即可。
食用	当点心食用，每日1~2次，每次1小碗。

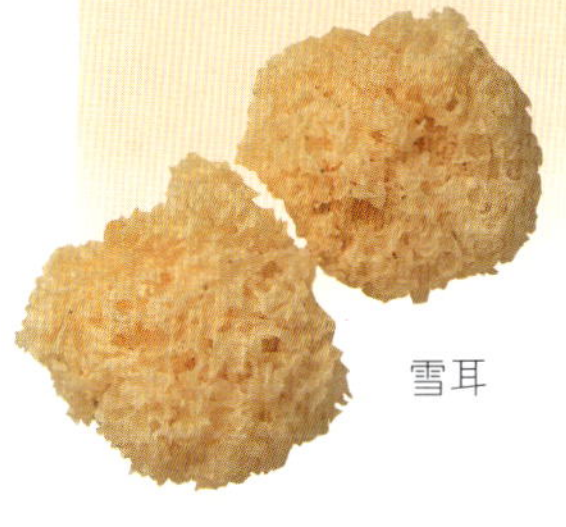
雪耳

山楂萝卜橙皮饮

功效 **行气散淤，消脂化痰**

用途	适用于高血脂、高血压及肥胖。
材料	萝卜100克，鲜山楂60克，鲜橙皮15克，冰糖少许。
做法	1. 材料洗净，沥干水分。 2. 萝卜去皮，切成小块。 3. 鲜山楂去核切片。 4. 鲜橙皮切碎。 5. 将上述材料放入锅中，加适量水煮45分钟，隔渣后加入冰糖，拌匀即可。
食用	代茶饮。

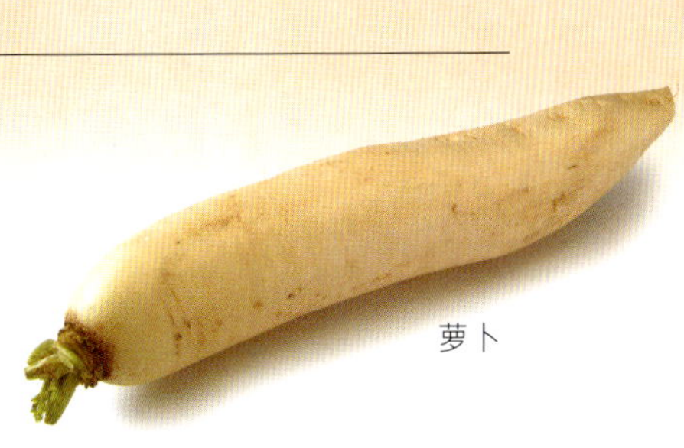
萝卜

山楂核桃饮

功效 补肾健脑，润肠消滞

用途 适用于高血脂、冠心病、高血压及便秘。

材料 核桃仁150克，鲜山楂100克，白糖适量。

做法

1. 材料洗净，沥干水分。
2. 将核桃仁加水磨成浆，再加凉开水调稀。
3. 鲜山楂去核切片，放入锅内加500毫升水煮30分钟，取汁液。
4. 再加适量水续煮山楂片1次，合并2次汁液加热，加入白糖拌匀。
5. 边拌边倒入核桃仁浆，煮沸即可。

食用 温服。

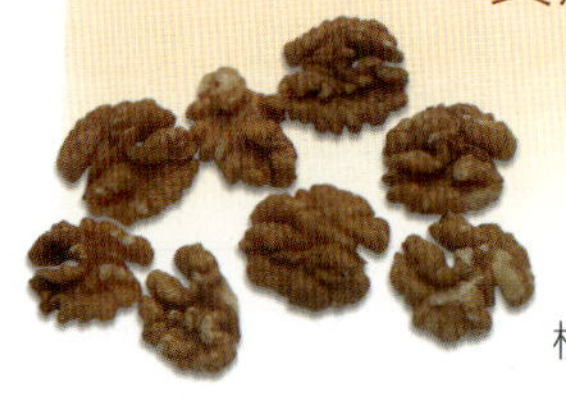

核桃仁

山楂金银花饮

功效 清热解毒，消滞开胃

用途 适用于暑热烦渴、高血压，腹泻、痢疾。

材料 山楂片500克，金银花50克，白糖适量。

做法

1. 材料洗净，沥干水分。
2. 拣去山楂片、金银花的杂质，放入锅内，用慢火炒片刻，加入白糖用大火炒成糖饯，凉后放入容器中密封。

食用 每日1~2次，用沸水冲泡饮用。

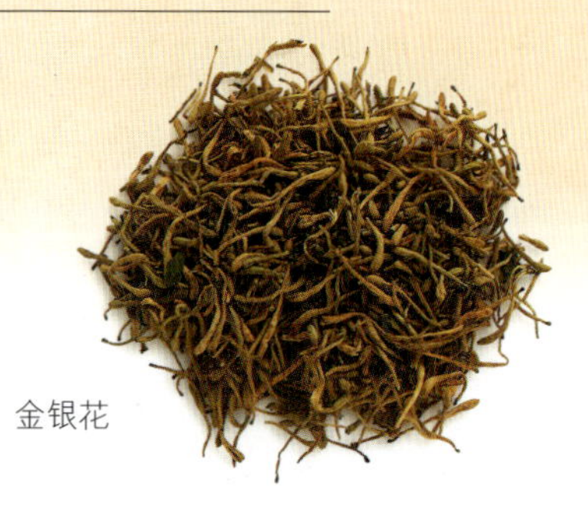

金银花

山楂荷叶饮

功效 降脂减肥

用途 适用于单纯性肥胖、高血脂。

材料 山楂15克，干荷叶12克。

做法
1. 材料洗净，沥干水分。干荷叶剪碎。
2. 将材料放入杯内，用开水冲泡，加盖闷1分钟即成。

食用 每日1剂，代茶饮。

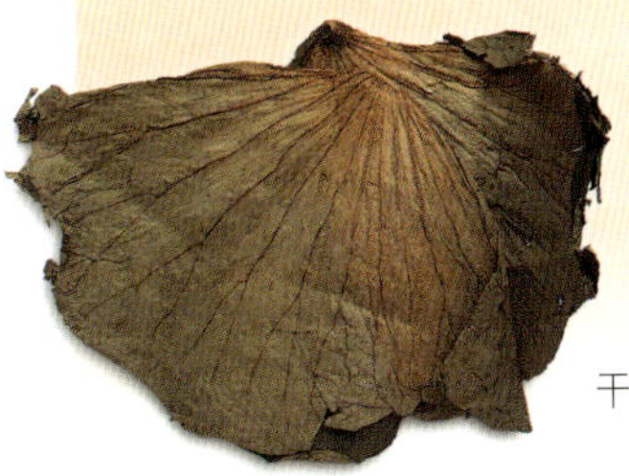
干荷叶

山楂丹参麦冬饮

功效 行气活血，化淤消积

用途 适用于冠心病。

材料 山楂片、丹参各10克，麦冬5克。

做法
1. 材料洗净，沥干水分。
2. 将材料放入锅内，加适量水用慢火煎煮20分钟，去渣取汁即可。

食用 每日1剂，分2次服用。

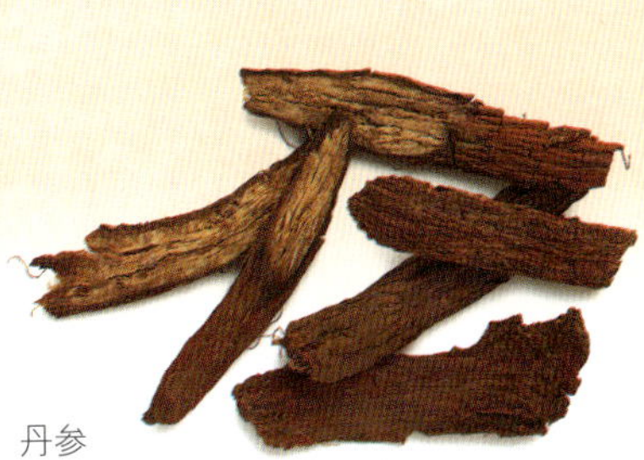
丹参

山楂橙汁

功效 **行气化痰，滋润健胃**

用途 适用于肉食积滞。

材料 橙子4个，山楂、白糖各50克。

做法

1. 材料洗净，沥干水分。
2. 橙子去皮榨汁；山楂去核。
3. 将山楂放入锅内，加入清水1000毫升，煎煮30分钟，去渣取汁。
4. 将山楂汁和橙汁混合，加入白糖拌匀即可。

食用 每日1次饮用。

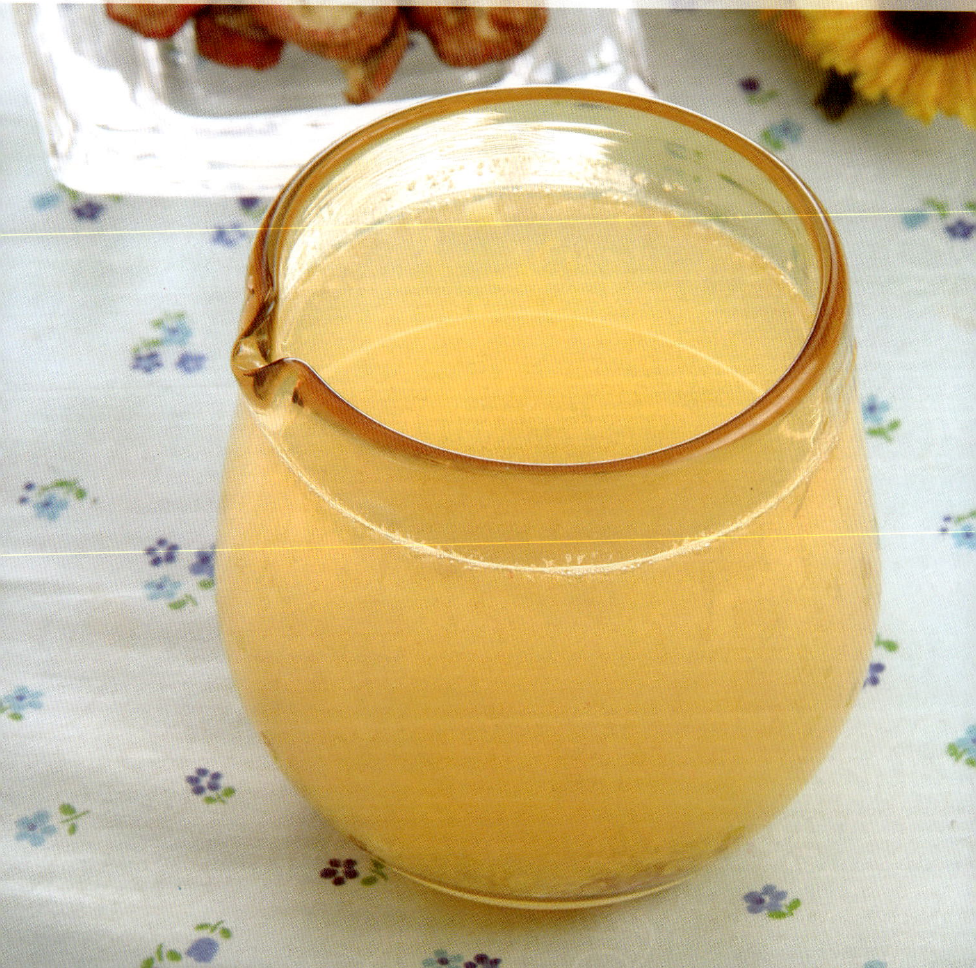

薄荷山楂菊花饮

功效 平肝明目，解毒消滞

用途 适用于肥胖、肝阳上亢高血压及目赤昏花。

材料 山楂9克，菊花、金银花各6克，薄荷3克。

做法
1. 材料洗净，沥干水分。
2. 将材料放入锅内，加适量水用慢火煎煮20分钟即可。

食用 代茶饮。

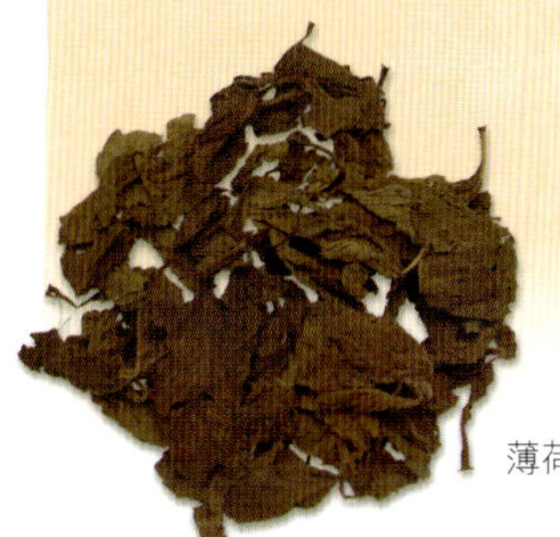
薄荷

山楂汁

功效 消滞散结，行气化痰，活血散淤

用途 适用于肥胖及肉食积滞。

材料 鲜山楂250克，蜂蜜适量。

做法 鲜山楂洗净，去核，榨汁，可加适量蜂蜜拌匀调味。

食用 每日3次，每次3汤匙。

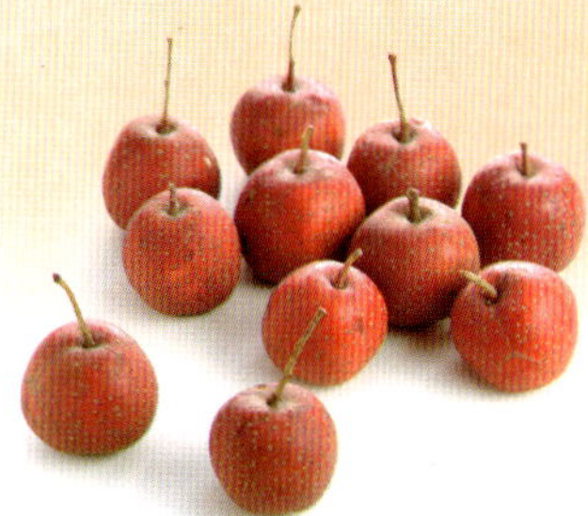
鲜山楂

黄连山楂汁

功效 清热燥湿，消滞健胃，止泻止痢

用途	适用于萎缩性胃炎、湿热泻痢。
材料	山楂片1000克，黄连、白糖各500克，白醋500毫升。
做法	1. 山楂片和黄连洗净。 2. 所有材料放入锅内，加入开水4000毫升，混合浸泡7日，去渣即可。
食用	每日3次，每次50毫升，餐后服用。

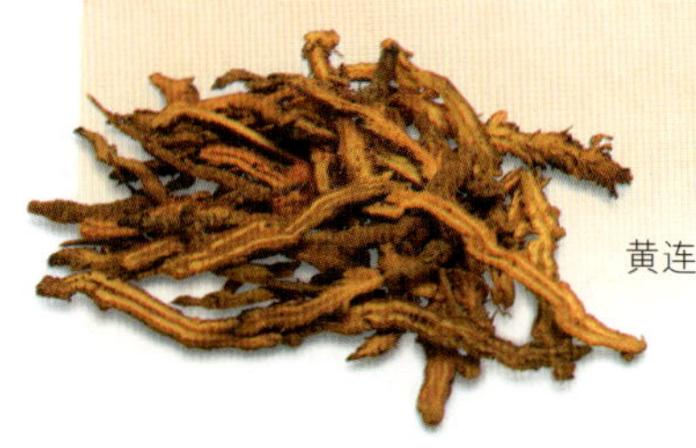

黄连

山楂雪梨马蹄汁

功效 化痰祛淤

用途	适用于小儿多痰。
材料	鲜山楂20克、雪梨2个，马蹄（荸荠）6个。
做法	1. 材料洗净，沥干水分。 2. 将鲜山楂、雪梨分别去核。马蹄去皮。 3. 所有材料放入搅拌机内，榨成汁即可。
食用	每日分2次饮用。

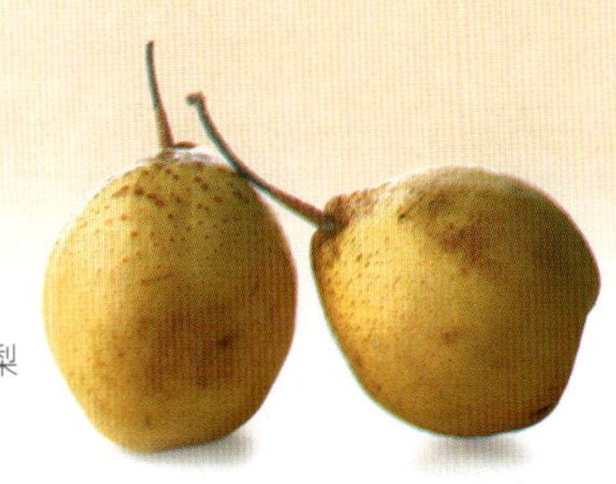

雪梨

山楂草莓汁

功效 **清热解毒，生津止渴**

用途 适用于痰多、食欲不振。

材料 鲜山楂20克，草莓10个。

做法
1. 材料洗净，沥干水分。
2. 鲜山楂去核。
3. 草莓去蒂。
4. 所有材料放入搅拌机内，榨成汁即可。

食用 每日分2次饮用。

山楂橙姜汁

功效 **消滞化积，行气止呕**

用途 适用于食滞腹胀，消化不良。

材料 鲜山楂20克，鲜橙皮10克，生姜3片。

做法
1. 材料洗净，沥干水分。
2. 鲜山楂去核，鲜橙皮切碎。
3. 鲜山楂、橙皮、姜片放入锅内，加适量水煎煮20分钟，去渣取汁即成。

食用 代茶饮。

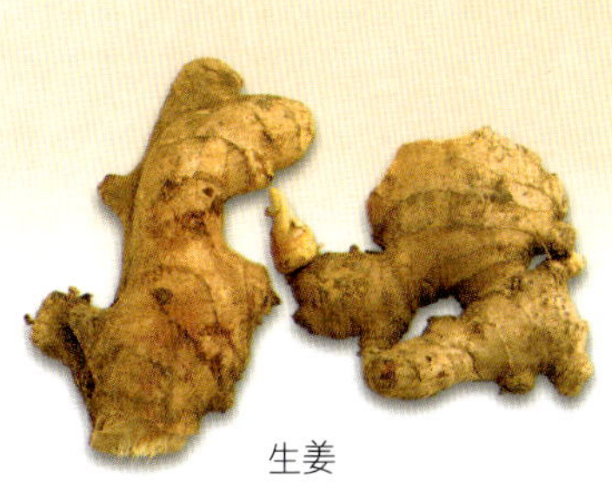

生姜

山楂马蹄甘蔗汁

功效 **清热化痰，理气消食**

用途 适用于食欲不振、热盛烦渴。

材料 鲜山楂10粒，马蹄5个，甘蔗半枝。

做法
1. 材料洗净，沥干水分。
2. 将鲜山楂洗净，去核。
3. 马蹄去皮。甘蔗去皮切条。
4. 将上列材料分别榨成汁，倒入杯中拌匀即可。

食用 每日1次，餐后饮用。

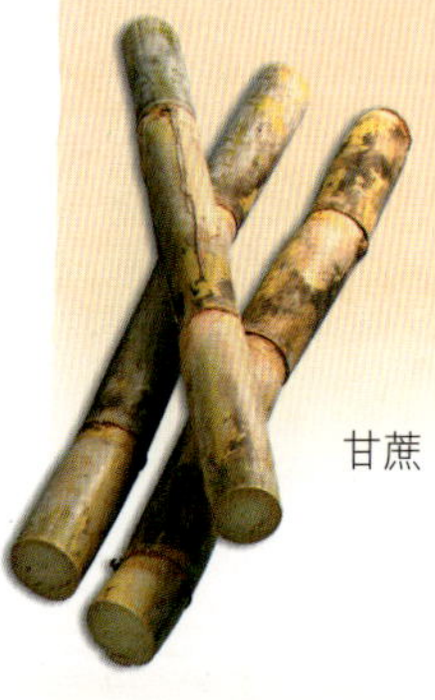
甘蔗

山楂酸梅汤

功效 **开胃消滞，帮助消化**

用途 适用于食肉类、油类过多，致脾胃积滞，脾胃寒湿。

材料 酸梅40克，山楂、谷芽、麦芽各20克，冰糖适量。

做法
1. 材料洗净，沥干水分。
2. 将上述材料放入锅内，加入8碗水，用慢火煮45分钟，然后加入冰糖，待冰糖完全溶化后即可饮用。

食用 随量饮用。

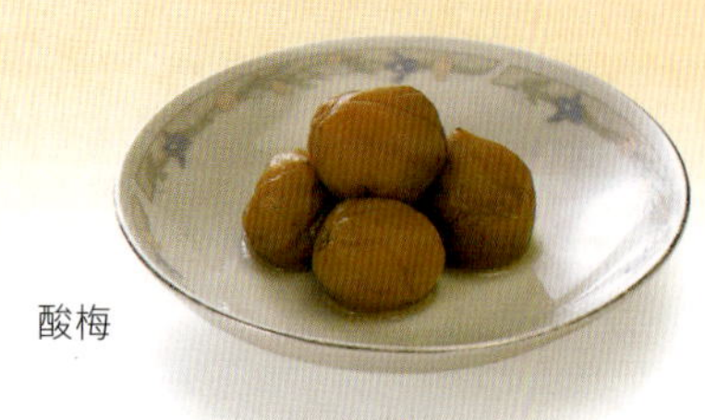
酸梅

山楂鸡蛋饮

功效 行气化痰，滋阴润燥

用途	适用于阴虚肺燥、咳嗽、咽干喉痛。
材料	鲜山楂10粒，鸡蛋1只，开水、白糖适量。
做法	1. 材料洗净，沥干水分。 2. 鲜山楂洗净，去核，榨成汁。 3. 鸡蛋打入杯内，加入山楂汁、白糖拌匀，冲入开水，拌匀即可。
食用	每日1次，趁热服用。

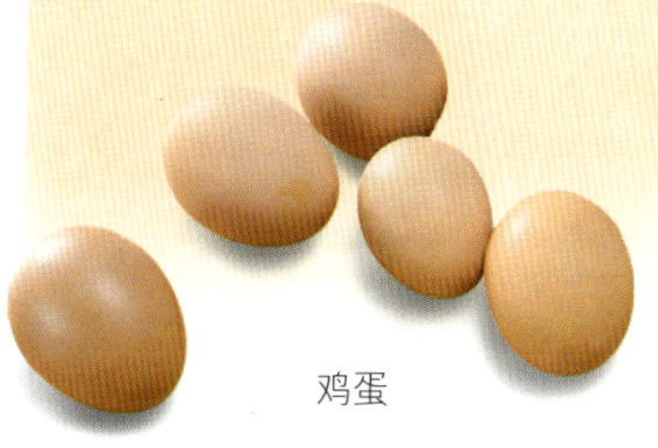
鸡蛋

山楂糖水

功效 化积消滞，祛淤消脂

用途	适用于肥胖。
材料	鲜山楂500克，白糖适量。
做法	1. 材料洗净，沥干水分。 2. 鲜山楂去核。 3. 鲜山楂放入锅内，加适量水用慢火煎煮，煮至山楂熟烂时，加入白糖拌匀即可。
食用	每日1次，当甜品食用。

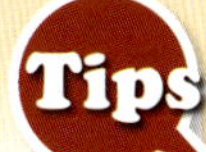

山楂的产地

广西的靖西县是山楂的原产地，各乡镇均有分布，其种植、加工山楂的历史悠久。据1899年《归顺州志》记载，靖西山楂产品远销国内及东南亚，名声远播。山楂其他产地包括河南林县、辉县、新乡；山东临朐、沂水、安丘、潍坊、泰安、莱芜，青州；河北唐山、沧州、保定；辽宁鞍山、营口等地。以山东青州所产为佳，有“青州楂片”之誉。

山楂乳酪

功效 **活血化淤，降低血脂**

用途 适用于气滞血淤型脂肪肝及高血脂。

材料 山楂30克，原味乳酪100毫升。

做法
1. 山楂洗净，切碎。放入沙锅中，加水500毫升，先以大火煮沸，再以慢火续煮30分钟。
2. 用干净纱布过滤，去渣取汁，加入乳酪，用慢火煮沸即可。

食用 上、下午分服。

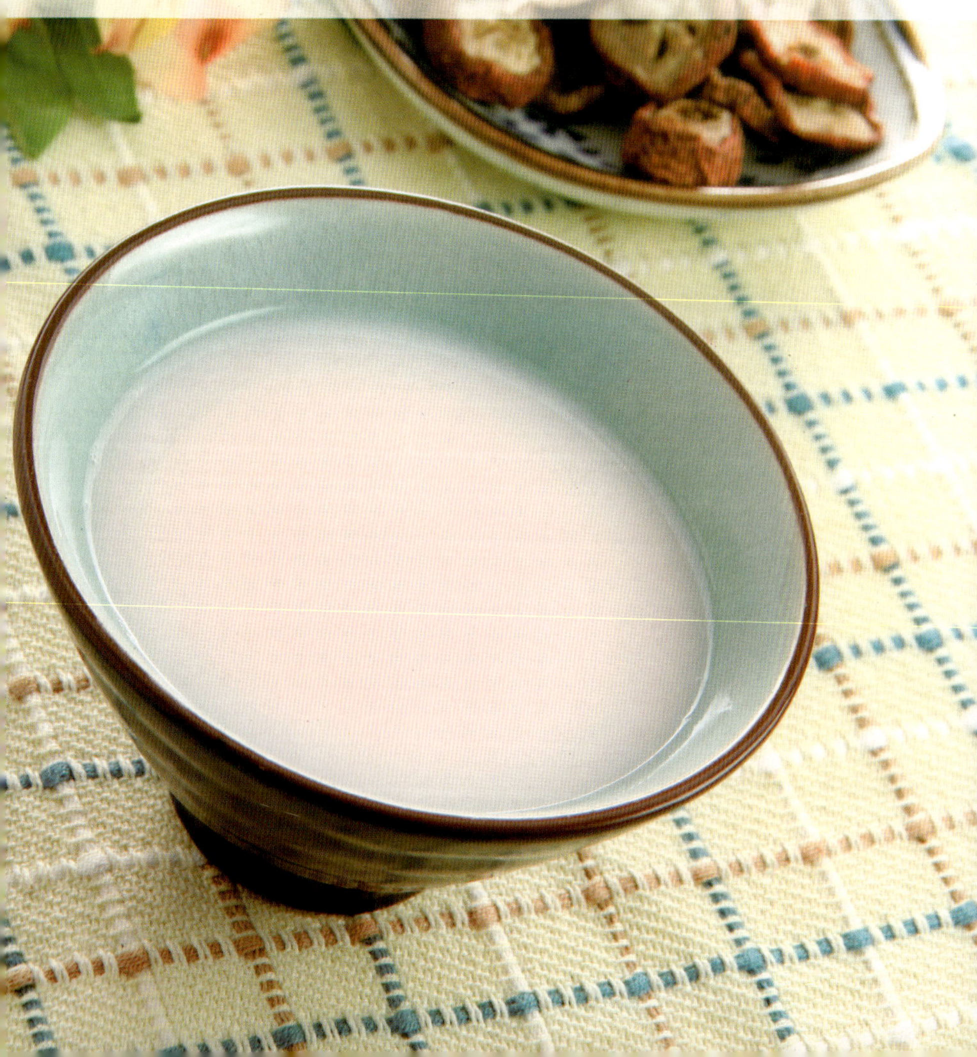

山楂苹果雪梨糖水

功效 **健胃消食，养阴生津**

用途 适用于食欲不振，津亏口渴之人士。

材料 苹果、雪梨各1个，鲜山楂5粒。

做法
1. 鲜山楂洗净，去核。
2. 雪梨、苹果洗净，去皮，去核，切小块。
3. 所有材料放入锅内，加适量水，用大火煮沸，转慢火续煮15分钟。

食用 每日食用。

注意：浸泡4小时以上再吃，口感更好。

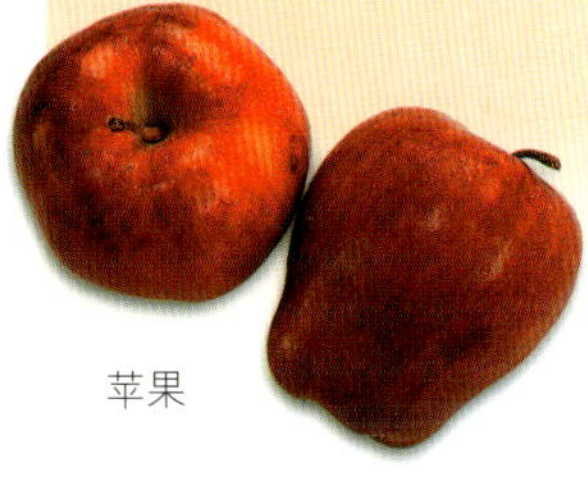
苹果

山楂莲子糖水

功效 **健脾理气，养心安神**

用途 适用于肠胃不佳、滞食及失眠人士。

材料 山楂、莲子各40克，片糖适量。

做法
1. 材料洗净，沥干水分。
2. 山楂去核；莲子去芯。
3. 莲子放入锅内，加适量水，用大火煮20分钟，加入山楂后转慢火煮30分钟，加入片糖，续煮5分钟至片糖溶化即可。

食用 经常饮用。

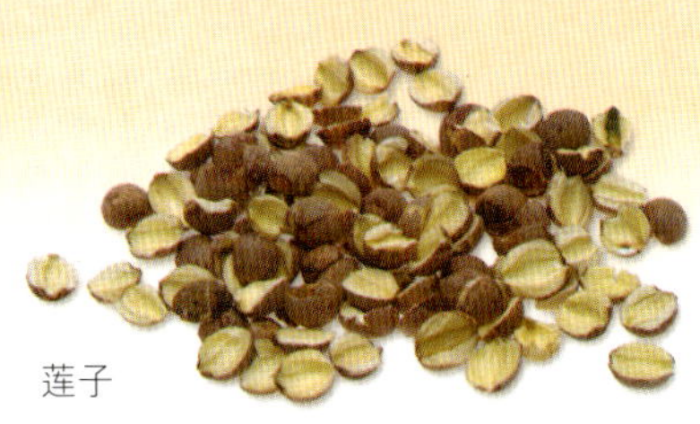
莲子

肉桂山楂糖水

功效 **温通经脉，活血祛淤**

用途 适用于血寒型月经错后妇女。

材料 鲜山楂15克，肉桂6克，红糖适量。

做法
1. 材料洗净，沥干水分。
2. 鲜山楂去核切片，与肉桂一起放入锅内，加适量水，用慢火煎煮20分钟，去渣取汁，加入红糖煮片刻即成。

食用 月经来潮前饮服，每日1剂，连服3~5剂。

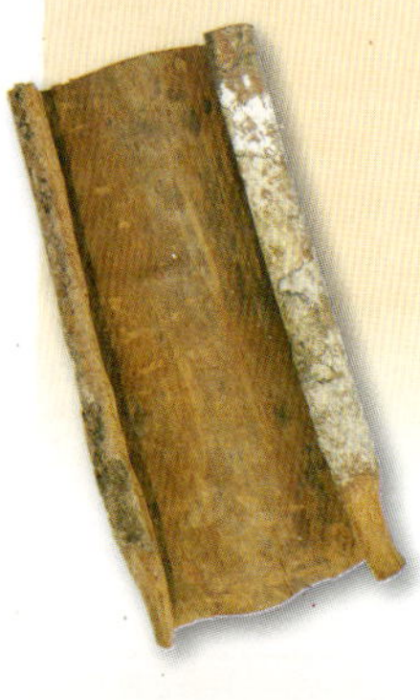
肉桂

山楂马蹄糖水

功效 **开胃消滞，清肝化积**

用途 适用于妇女产后积食者。

材料 马蹄300克，山楂60克，白糖适量。

做法
1. 材料洗净，沥干水分。
2. 山楂去核切片。
3. 马蹄去皮切粒。
4. 将山楂片和马蹄粒放入锅内，加适量水煮沸，去渣取汁，加入白糖拌匀即成。

食用 每日分2次饮服。

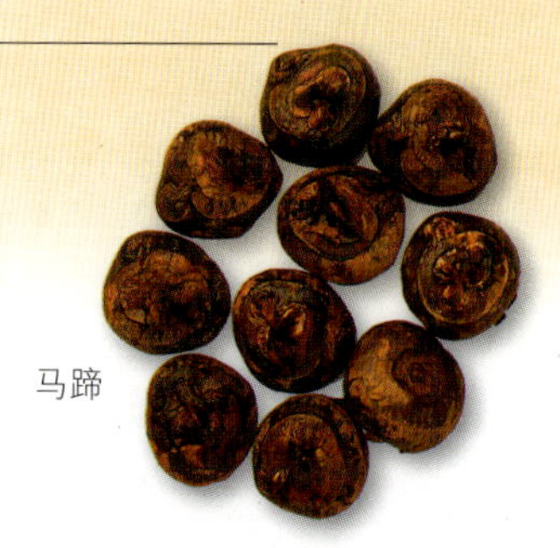
马蹄

山楂麦芽甜汤

功效 **消食导滞，理气和中**

用途 适用于饮食积滞、脘腹胀满、嗳气吞酸等人士。

材料 山楂25克，麦芽15克，枳实10克，红糖适量。

做法
1. 材料洗净，沥干水分。
2. 山楂、麦芽和枳实放入锅内，加适量水用慢火煲1小时，去渣取汁，加入红糖拌匀即可。

食用 当糖水饮用。

麦芽

木瓜雪耳山楂糖水

功效 **润肺健脾，生津润肠**

用途 适用于肺胃阴虚致口干口渴、咽喉干燥、便秘等人士。

材料 木瓜半个，红枣8颗，雪耳3朵，山楂糕、冰糖各适量。

做法
1. 材料洗净，沥干水分。
2. 雪耳用水浸软，去蒂，撕成小朵。
3. 木瓜去皮、去瓤，切成小块。
4. 红枣去核；山楂糕切小块。
5. 将雪耳、红枣放入锅内，加适量水以大火煮沸，转慢火炖50分钟。加入木瓜、山楂糕及冰糖续煮20分钟即可。

食用 当甜品食用。

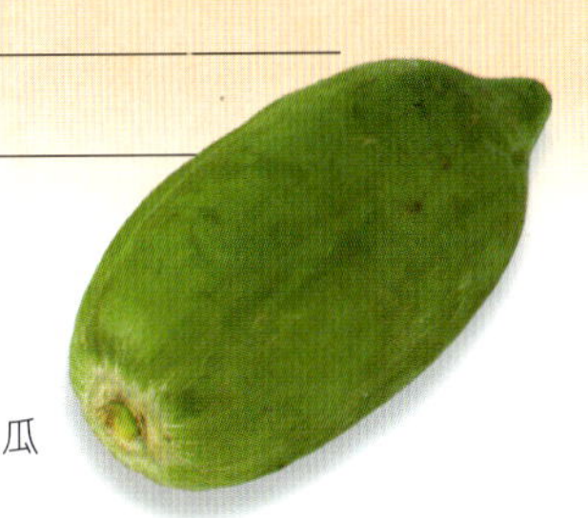

木瓜

山楂白酒

功效 祛淤止痛

用途 适用于因寒而致的痛经。

材料 山楂片500克，60度白酒1000毫升。

做法
1. 山楂片洗净，沥干水分。
2. 山楂片浸泡在白酒中，密封，每天摇晃1次，7日后饮用。

食用 每日2次，酌量服用。

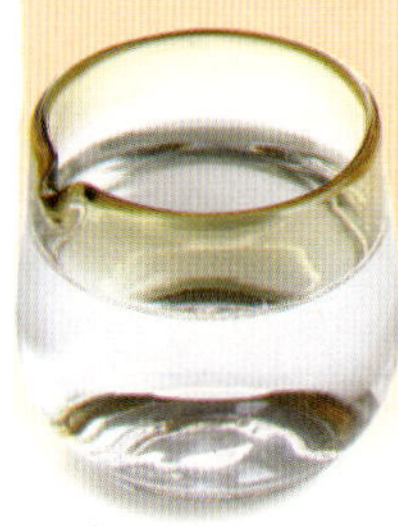
白酒

阿胶山楂酒

功效 滋阴养血，降脂减肥

用途 适用于高血脂或肥胖人士。

材料 山楂50克，阿胶40克，白酒500毫升。

做法
1. 将山楂、阿胶洗净，分别切碎；放入白酒中，密封存放。
2. 30日后开启，即可饮用。

食用 每日1次，每次10~15毫升，临睡前饮用更佳。

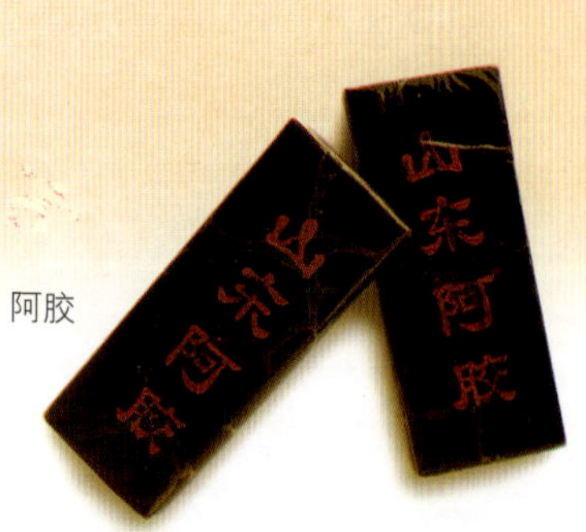

阿胶

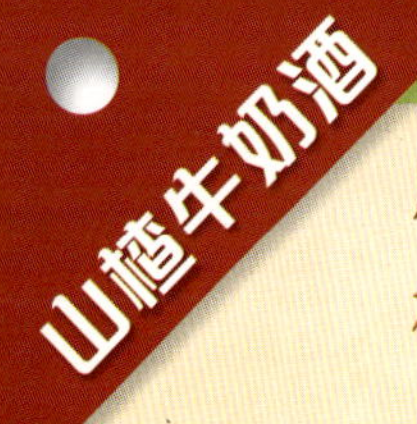

功效 行气，化痰，止呕

用途	适用于积痰者。
材料	山楂20克，牛奶200毫升，白糖适量，黄酒少许。
做法	1. 山楂洗净，沥干水分。 2. 将山楂压成细末，加入牛奶、白糖、黄酒少许，拌匀即可。
食用	每日1剂，一次性服用。

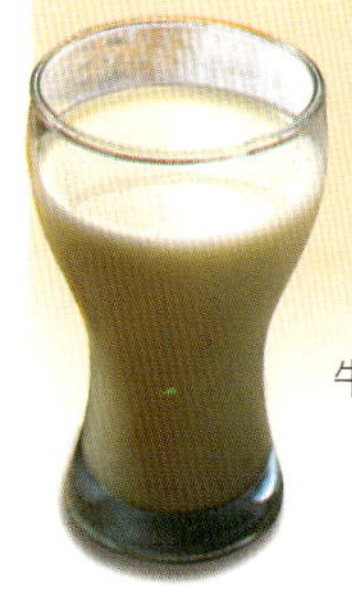
牛奶

山楂玫瑰黄酒

功效 行气消滞，祛淤止痛

用途	适用于气滞血淤型痛经者饮用。
材料	鲜山楂60克（干品30克），玫瑰花15克，黄酒500毫升，红糖20克，冰糖10克。
做法	1. 鲜山楂和玫瑰花洗净，沥干水分。 2. 鲜山楂、玫瑰花拣去杂质。 3. 鲜山楂切片，与玫瑰花一起放入黄酒中，加入红糖及冰糖，加盖，密封。 4. 每日摇1次，7日后可启用。
食用	行经前3日开始服用，于每晚临睡前饮约15毫升。

薏米山楂萝卜汤

功效 **健脾祛湿，化积消滞**

用途 适用于高血脂及脾虚湿盛人士。

材料 薏米30克，山楂20克，萝卜半个。

做法
1. 材料洗净，沥干水分。
2. 薏米用水浸30分钟，备用。
3. 山楂去核。
4. 萝卜去皮，切小粒。
5. 锅中加适量水，大火煮沸后将所有材料放入，用慢火煮30分钟即成。

食用 佐餐食用，饮汤食渣。

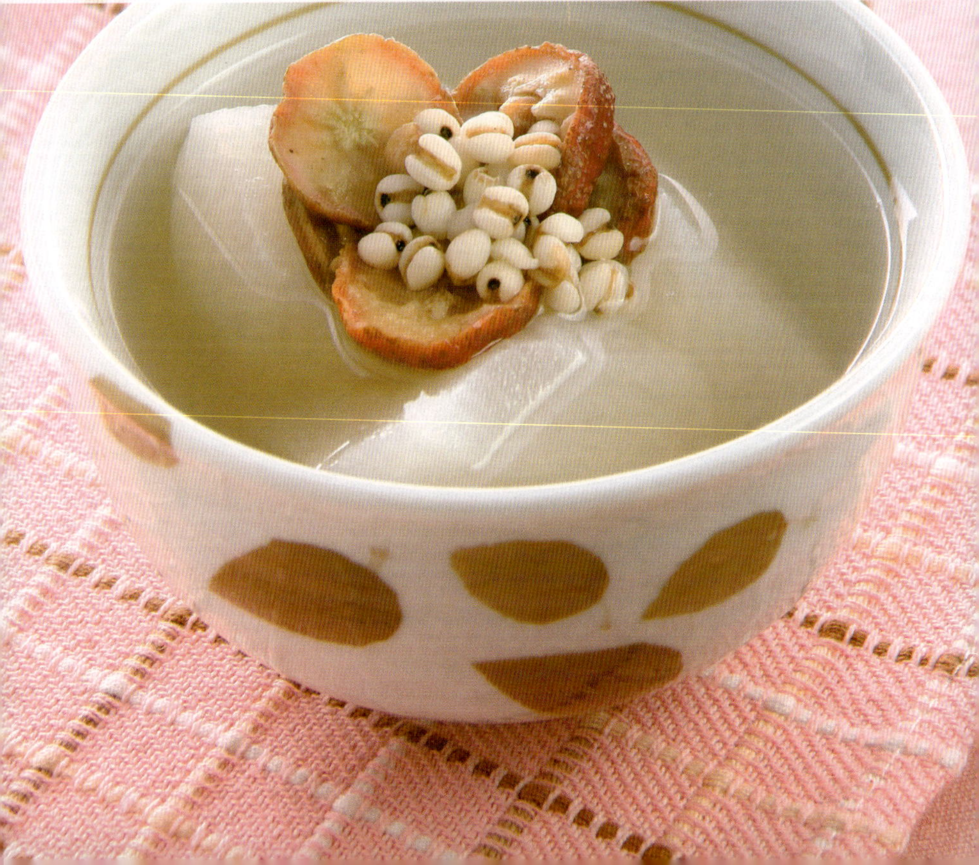

山楂煲何首乌

功效 滋补肝肾，化淤降脂

用途 适用于肝肾亏虚型高血脂，亦适用于高血压、动脉硬化人士。

材料 山楂、何首乌各15克。

做法
1. 山楂、何首乌洗净，切碎。
2. 将山楂、何首乌放入锅内，加适量水浸泡2小时，再用慢火煎煮1小时，去渣取汁即可。

食用 每日服1剂，分2次温服。

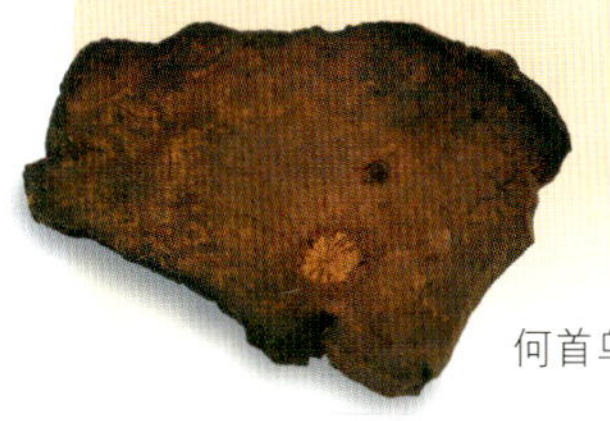

何首乌

山楂煲二豆

功效 健脾益气，宽胸化痰

用途 适用于痰浊闭阻证冠心病患者。

材料 眉豆40克，山楂、白扁豆各10克，厚朴花6克，盐、葱花各少许。

做法
1. 材料洗净，沥干水分。
2. 白扁豆、眉豆用水浸泡30分钟。
3. 眉豆、山楂、白扁豆一起放入锅内，加适量水用大火煮。
4. 水开后加厚朴花，改慢火缓熬，煮好后加入盐、葱花调味即可。

食用 佐餐或随意饮用。

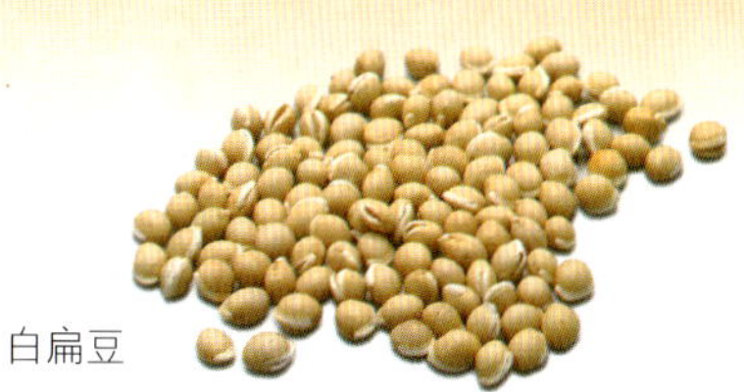

白扁豆

山楂丹参麦冬汤

功效 **健脾、消滞、软化血管**

用途 适用于高血压人士。

材料 猪瘦肉160克，山楂片、丹参各10克，麦冬5克，盐适量。

做法
1. 材料洗净，沥干水分。
2. 猪瘦肉汆水备用。
3. 将所有材料放入锅内，加适量水用慢火煮1小时，下盐调味即可。

食用 每日1剂，分2次饮服。

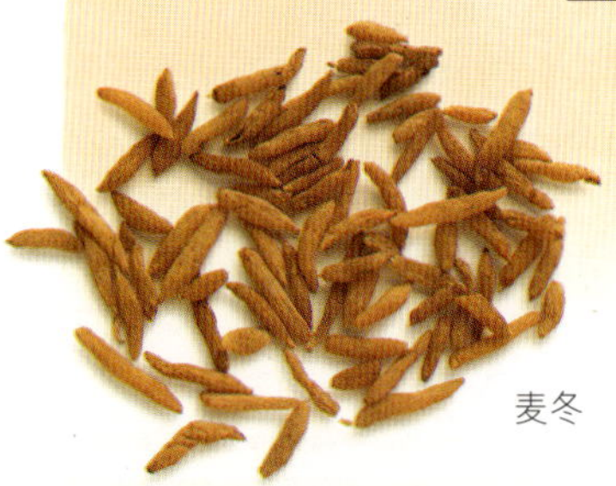
麦冬

山楂白扁豆汤

功效 **宣痹通阳，润肠通便**

用途 适用于心阳不振冠心病患者及便秘人士。

材料 山楂、韭菜各30克，白扁豆20克，盐适量。

做法
1. 材料洗净，沥干水分。
2. 白扁豆用水浸泡30分钟。韭菜切段。
3. 将山楂、白扁豆放入锅中，加适量水煮熟后加韭菜再煮，下盐调味即成。

食用 每日1剂，温热服用。

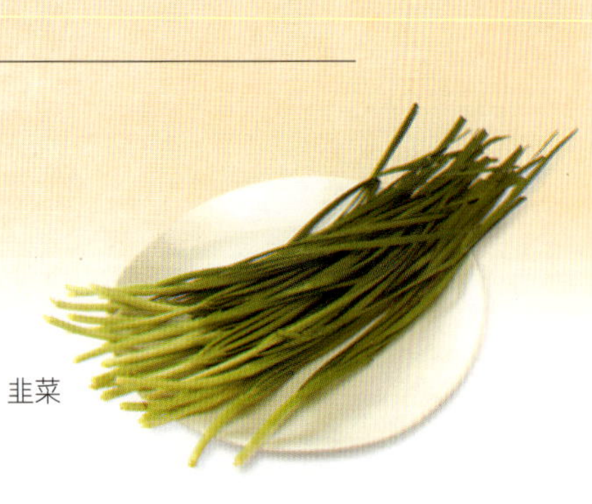
韭菜

山楂荷叶薏米汤

功效 行气导滞，清热除湿

用途 适用于冠心病、高血脂症、动脉粥样硬化人士。

材料 山楂、荷叶、薏米各50克，葱白30克，盐适量。

做法
1. 材料洗净，沥干水分。
2. 薏米用水浸泡30分钟。
3. 把所有材料放入锅中，加适量水煮1小时，下盐调味即成。

食用 饮汤。

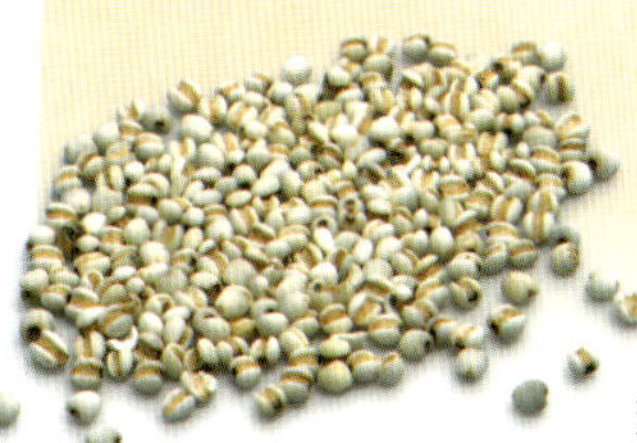

薏米

山楂煲黑木耳

功效 行气活血，祛淤抗凝

用途 适用于血淤型冠心病及高血脂人士。

材料 鲜山楂150克，雪耳、黑木耳各10克，盐适量。

做法
1. 材料洗净，沥干水分。
2. 鲜山楂去核，捣烂。
3. 雪耳、黑木耳用温水泡发，去蒂。
4. 雪耳、黑木耳一起放入锅内，加适量水煮1小时至木耳熟烂。
5. 放入鲜山楂拌匀，再煮5分钟，下盐调味即成。

食用 每隔2天1剂，连服5剂。

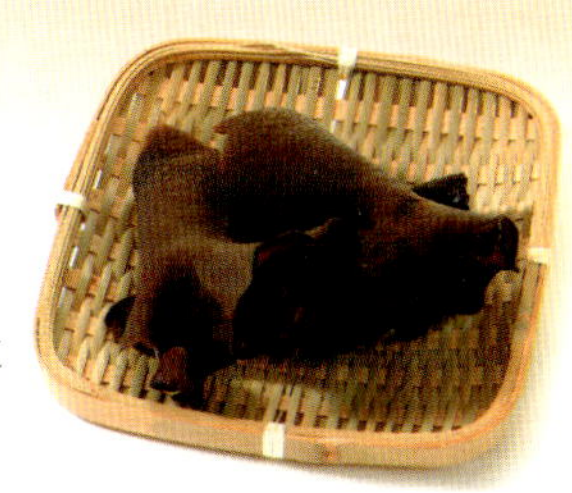

黑木耳

马蹄山楂瘦肉汤

功效 开胃消滞，强心降压

用途 适用于肝火旺的动脉硬化及高血压人士。

材料 马蹄300克，猪瘦肉160克，山楂60克，盐适量。

做法
1. 山楂、马蹄洗净，马蹄去皮。
2. 猪瘦肉洗净，汆水备用。
3. 将所有材料放入锅内，加适量水用慢火煮35分钟，下盐调味即可。

食用 作汤饮用。

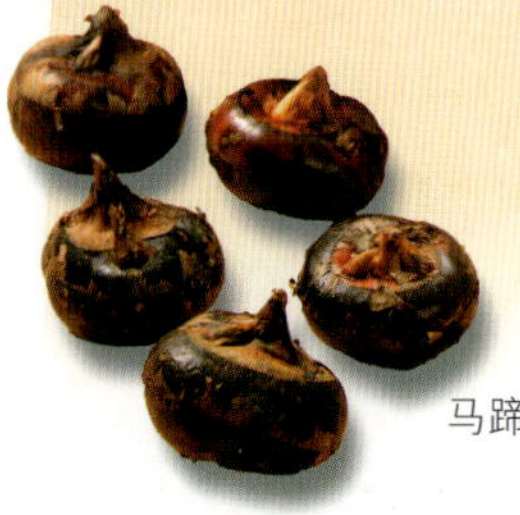
马蹄

山楂丹参枸杞汤

功效 活血通脉，滋肝明目

用途 适用于动脉硬化人士。

材料 丹参25克，山楂、枸杞子各15克，蜂蜜适量。

做法
1. 山楂、丹参、枸杞子洗净，沥干水分。
2. 将上列药材放入锅内，加适量水用慢火煮30分钟，去渣取汁。
3. 加入蜂蜜拌匀即可。

食用 每日1剂，分2次饮服。

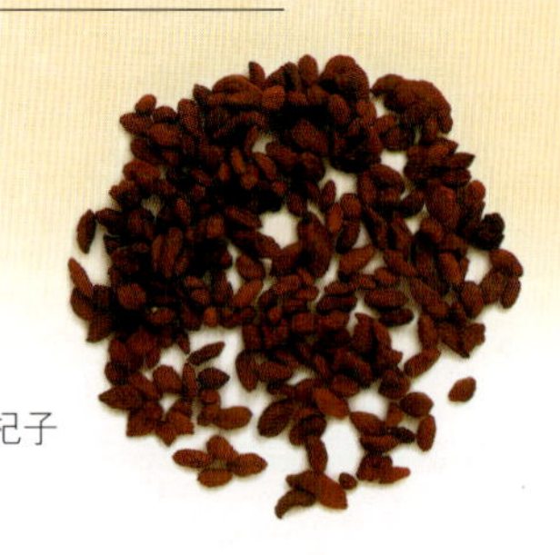
枸杞子

山楂川归汤

功效 行血止痛，散淤

用途 适用于妇女产后恶露不净。

材料 山楂12克、川芎9克、当归6克，盐适量。

做法
1. 材料洗净，沥干水分。
2. 所有材料放入锅内，加适量水用慢火煎煮45分钟，下盐调味即可。

食用 每日分2次饮服。

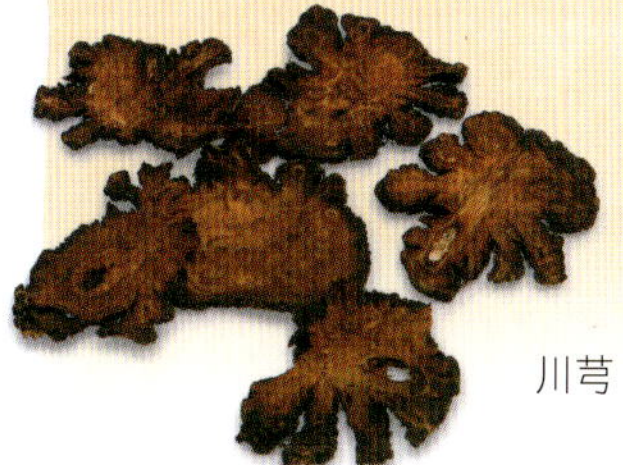
川芎

山楂四味汤

功效 行气，化淤，止痛

用途 适用于妇女产后阵痛。

材料 山楂肉10克，当归6克，白芍5克，甘草2克，盐适量。

做法
1. 材料洗净，沥干水分。
2. 材料放入锅内，加适量水用慢火煎煮30分钟，去渣取汁，下盐调味即可。

食用 每日2次，用温水送服。

山楂树的特点

山楂树适应性强，即使是在山岭薄地，生长发育也比其他果树好。山楂树体高大，干性也很强，其中干常强大于一层主枝。因此，山楂园的株行距应适当大些；修剪时，一层主枝的开张角度不宜过大，以免助长中干的过强长势。山楂树的寿命亦很长，嫁接的山楂苗栽植后，一般2~4年即可开花结果，以后便随着树龄的增长，产量逐年增加；到10年生前后，便进入盛果期，到60~70年仍不衰老，继续结果。单株或单行栽植的山楂树，结果年限更长，有的可达150年以上。但如修剪不当，忽轻忽重，则树势很易转弱，产量大幅度下降，树体寿命也明显缩短。

山楂叶煲灯心草

功效 **化积消滞，利水**

用途	适用于急性肾炎病人。
材料	山楂叶30克，灯心草15克。
做法	1. 材料洗净，沥干水分。 2. 材料放入锅内，加适量水用慢火煎煮20分钟，去渣取汁即可。
食用	每日1次，分2次服。

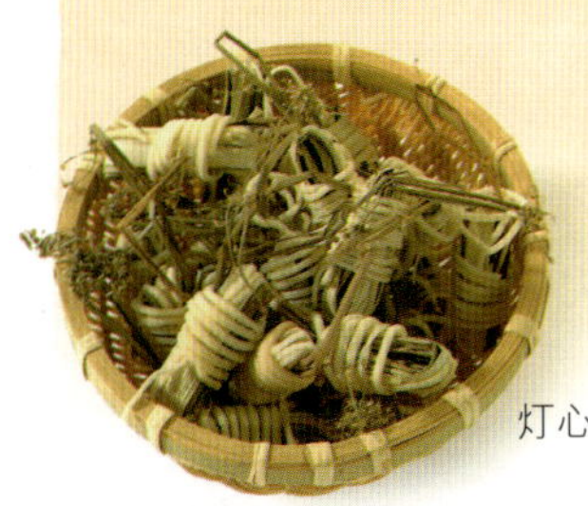
灯心草

山楂柿饼香菇汤

功效 **化积消滞，清热润肠**

用途	适用于感冒及便秘人士。
材料	鲜山楂5个，香菇4朵，柿饼1个，生姜2块。
做法	1. 材料洗净，沥干水分。 2. 香菇用水浸软，去蒂。 3. 全部材料放入锅内，加适量水用慢火煎煮20分钟，去渣取汁即可。
食用	每日1次，1次性服用。

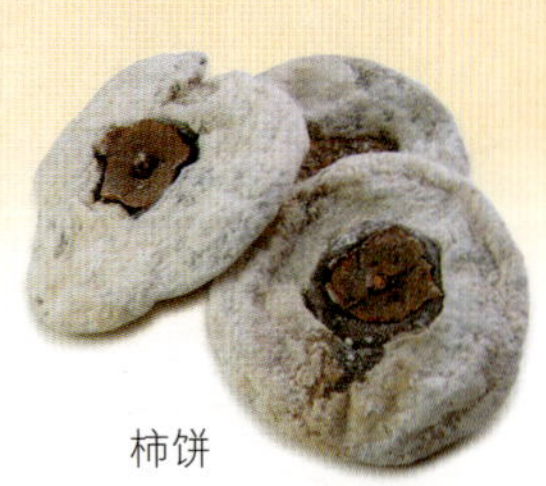
柿饼

山楂红枣姜汤

功效 温经散寒，行气止痛

用途 适用于寒凝致痛经。

材料 山楂50克，红枣15颗，生姜15克。

做法
1. 材料洗净，沥干水分。
2. 红枣去核，生姜切片。
3. 全部材料放入锅内，加适量水用慢火煎煮30分钟，去渣取汁即成。

食用 每日1剂，分2次服。

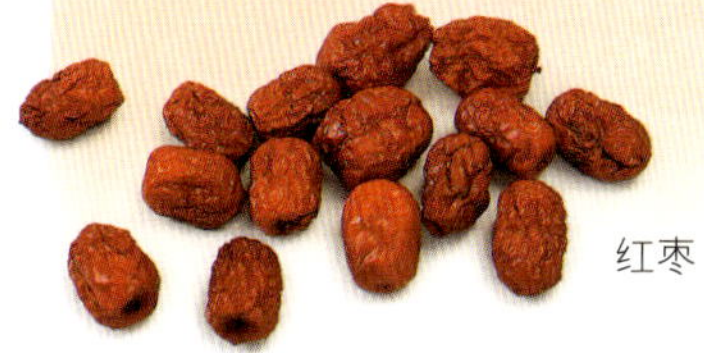
红枣

山楂叶黑豆甘草汤

功效 清热解毒，滋养益血

用途 适用于脚气、腹胀、水肿。

材料 黑豆30克，山楂叶15克，甘草10克。

做法
1. 将所有材料洗净。
2. 黑豆用水浸泡30分钟。
3. 全部材料放入锅内，加适量水用慢火煎煮2次，每次20分钟，去渣取汁，合并2次汁即可。

食用 每日1次，代茶饮。

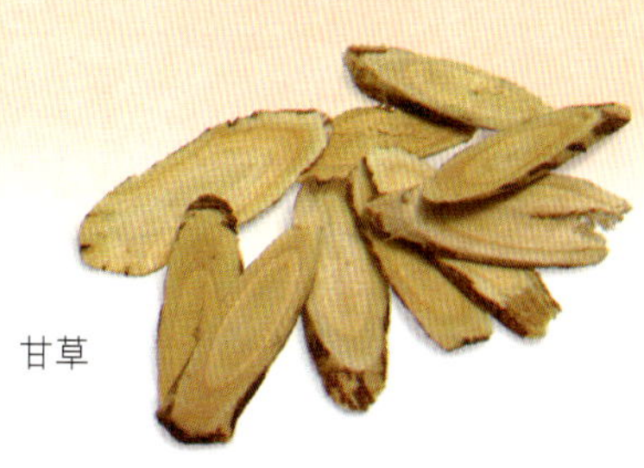
甘草

山楂西红柿汤

功效 **健脾开胃**

用途	适用于食欲不振人士。
材料	西红柿200克，山楂15克，大葱10克，水1000毫升，姜片、葱段、盐各适量。
做法	1. 材料洗净，沥干水分。 2. 山楂去核。 3. 西红柿切成薄片。 4. 所有材料放入锅内，用大火煮沸后，改慢火续煮30分钟，下盐调味即成。
食用	佐餐食用。

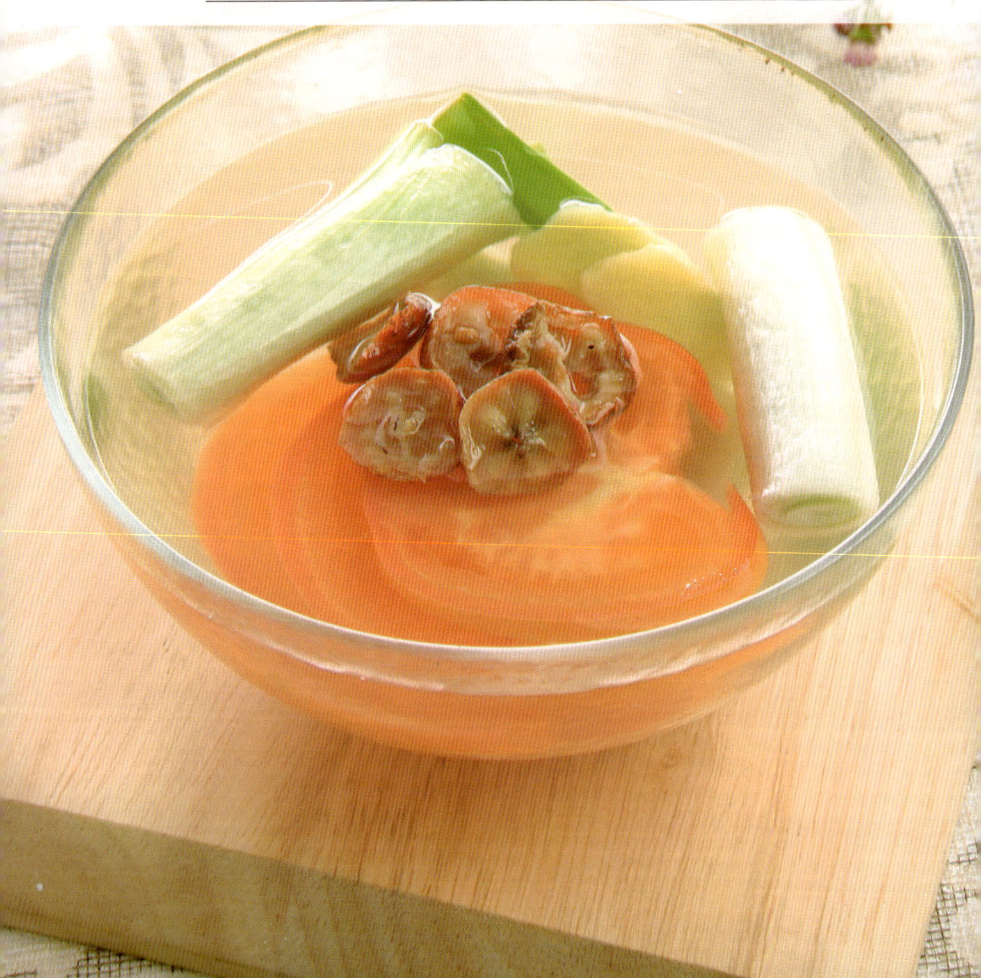

山楂大枣汤

功效 **补中益气，解毒抗炎**

用途 适用于预防感冒。

材料 大枣12颗，山楂10粒，大蒜3条。

做法
1. 材料洗净，沥干水分。
2. 大枣、山楂分别去核。大蒜切去根部，切段。
3. 全部材料放入锅内，加适量水用慢火煎煮20分钟，去渣取汁。

食用 每日1剂，分3次饭后服用。

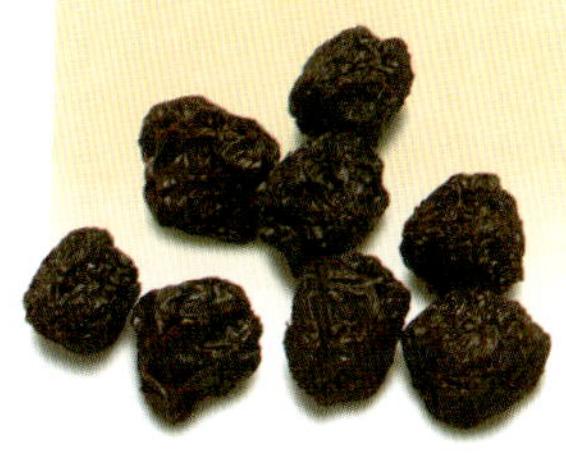
大枣

山楂荔枝汤

功效 **化食消积，开胃生津**

用途 适用于热极伤津，干渴之人士。

材料 鲜山楂、荔枝各50克。

做法
1. 材料洗净，沥干水分。
2. 鲜山楂去核；荔枝去枝、去皮、去核。
3. 把山楂、荔枝放入锅内，加适量水用大火煮沸后，改慢火续煮15分钟即可。

食用 经常饮用。

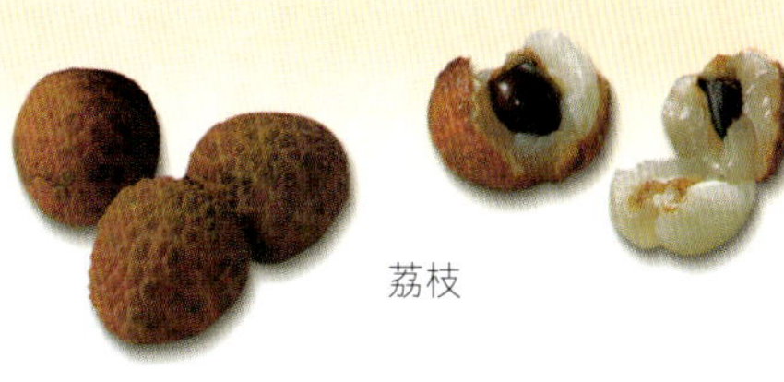
荔枝

菠萝山楂汤

功效 健脾开胃，生津止渴

用途 适用于阴津亏损之人士。

材料 新鲜菠萝250克，鲜山楂25克，白糖50克。

做法
1. 材料洗净，沥干水分。
2. 鲜菠萝去皮、去钉、去硬芯，切片。
3. 鲜山楂去核。
4. 将所有材料放入锅内，加适量水用大火煮沸后，改慢火续煮30分钟即成。

食用 饮汤吃料。

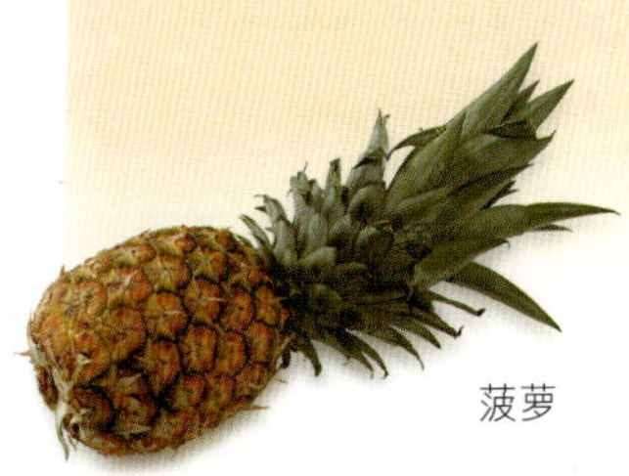
菠萝

鸡蛋山楂汤

功效 健脾和胃，养阴

用途 适用于脾胃虚弱，营养不良人士。

材料 焦山楂15克，鸡蛋2只。

做法
1. 将焦山楂、鸡蛋洗净。
2. 所有材料放入锅内，加适量水煮至鸡蛋熟，捞出鸡蛋，剥壳后放回锅内稍煮片刻即可。

食用 喝汤吃鸡蛋。

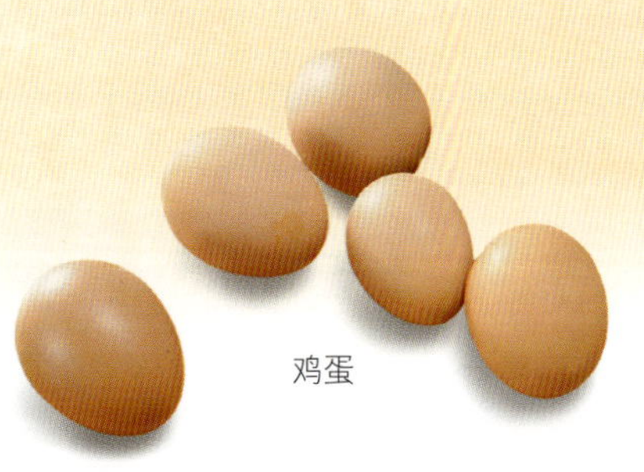
鸡蛋

山楂煲乌鸡

功效 **健脾益气，活血散淤**

用途 适用于肢体淤血不退者。

材料 乌鸡1只，益母草、淮山各15克，山楂10克，水1000毫升，盐适量。

做法
1. 材料洗净，沥干水分。
2. 乌鸡去内脏。
3. 山楂去核。
4. 所有材料放入锅内，加入水用大火煮沸后，改慢火续煮至鸡肉熟烂，下盐调味即成。

食用 每日3次，饮汤吃鸡肉。

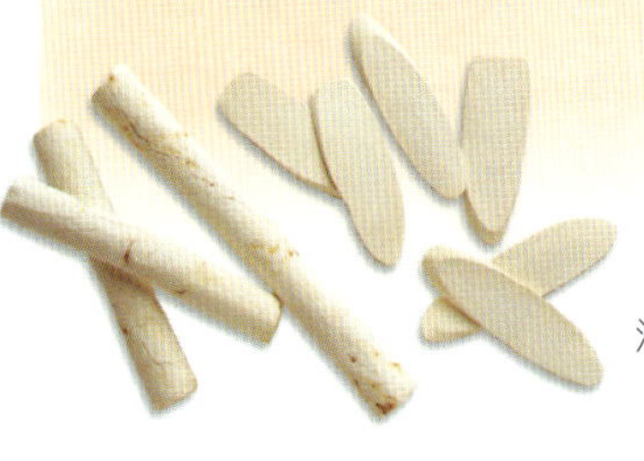

淮山

鸡内金山楂煲鹅肉

功效 **健脾开胃，行气消滞**

用途 适用于消化不良及食欲不振者。

材料 鹅肉250克，山楂30克，鸡内金10克，陈皮1个，盐适量。

做法
1. 材料洗净，沥干水分。
2. 鹅肉除去油脂。
3. 山楂去核，陈皮浸软，刮去瓤。
4. 把全部材料一起放入锅内，加适量水用大火煮沸后，改慢火炖1小时，下盐调味即可。

食用 随量饮汤食鹅肉。

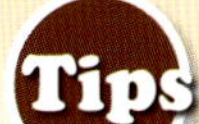

冰糖葫芦的来历

南宋绍熙年间，宋光宗最宠爱的皇贵妃生了怪病，突然面黄肌瘦、不思饮食。御医用了许多贵重药品，皇贵妃仍然未见起色。皇帝苦无办法，只好张榜招医。一位江湖郎中揭榜进宫，他在为贵妃诊脉后说："只要将棠球子（即山楂）与冰糖煎熬，每饭前吃5~10颗，半月后病便会好。"贵妃按此方服用后，果然如期病愈了。后来，这酸脆香甜的山楂传到民间，就成了冰糖葫芦。

山楂赤小豆煲牛肉

功效 行气利水，化积导滞

用途 适用于水肿患者。

材料 牛肉500克，山楂250克，赤小豆80克，盐适量。

做法
1. 材料洗净，沥干水分。
2. 牛肉切块，山楂去核。
3. 赤小豆用水浸泡30分钟。
4. 全部材料一起放入锅内，加适量水用大火煮沸后，改慢火续煮30分钟，去渣，下盐调味即成。

食用 每日1次。

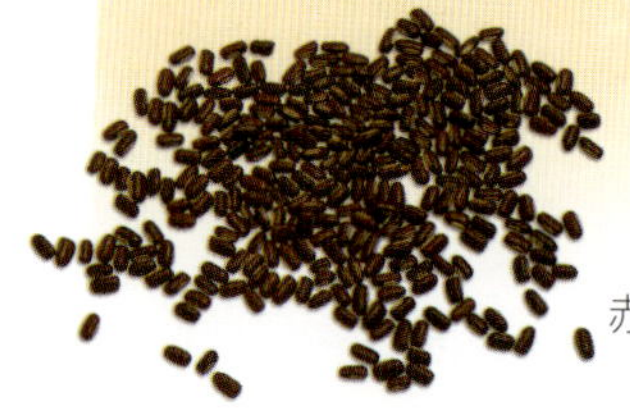
赤小豆

山楂白术瘦肉汤

功效 健脾益气，消食祛湿

用途 适用于小儿营养不良，停食停乳儿童饮服。

材料 猪瘦肉150克，黄芪、白术、山楂、薏米各15克。

做法
1. 全部材料洗净，山楂去核。
2. 猪瘦肉汆水，备用。
3. 将黄芪、白术放入锅内，加适量水用大火煮沸后，改慢火煮成浓汁，加入山楂、薏米、猪瘦肉，再煮至熟透即可。

食用 每日1剂，连服5日为1疗程。

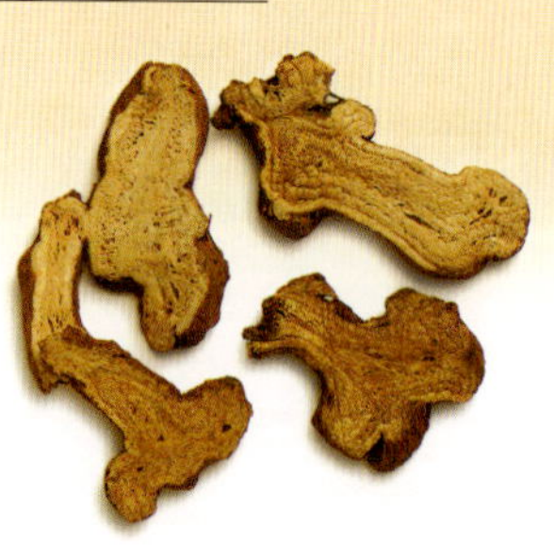
白术

山楂瘦肉降压汤

功效 滋阴潜阳

用途	适用于肝阳上亢型高血压人士。
材料	猪瘦肉200克，山楂15克，姜片、葱段、盐各适量。
做法	1. 材料洗净，沥干水分。 2. 猪瘦肉汆水，切块备用。 3. 山楂去核。 4. 全部材料一起放入锅内，加适量水用大火煮沸后，改慢火续煮50分钟，下盐调味即成。
食用	饮汤吃肉。

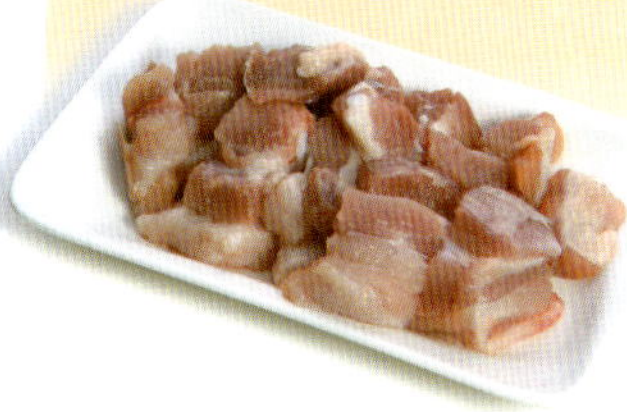
猪瘦肉

山楂荷叶排骨汤

功效 清热解暑，生津止渴

用途	适用于夏季作消暑之品及中暑之人士。
材料	排骨600克，山楂、薏米各50克，新鲜荷叶半张，乌梅2颗，盐适量。
做法	1. 材料洗净，沥干水分。 2. 排骨汆水，切块备用。 3. 山楂、薏米和乌梅分别用水浸透。 4. 把山楂、排骨、薏米和乌梅放入锅内，加适量水用大火煮沸，然后改慢火煮约2小时，再放入新鲜荷叶，稍煮沸即可，加入盐调味即成。
食用	饮汤吃肉。

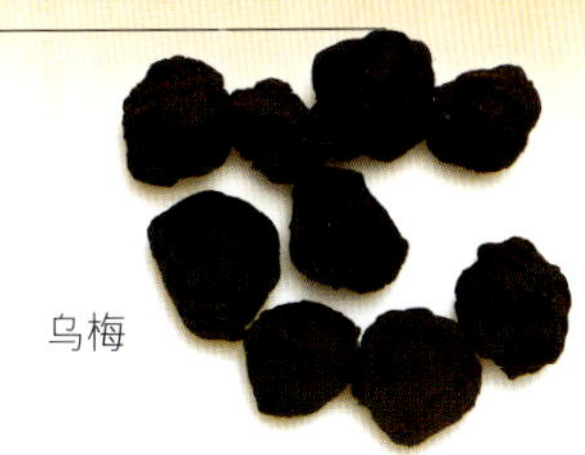
乌梅

山楂灵芝香菇汤

功效 养血护肝，补中益气，消脂和胃

用途 适用于肝硬化、疲倦气短、胃口欠佳。

材料 猪瘦肉150克，香菇6朵，山楂干5粒，灵芝2片，姜块、葱段、盐各适量。

做法
1. 材料洗净，沥干水分。
2. 猪瘦肉汆水，备用。
3. 香菇浸软，去蒂。
4. 煮开适量水，加入所有材料，大火煮沸后转慢火煮1小时，加盐调味。

食用 喝汤吃肉。

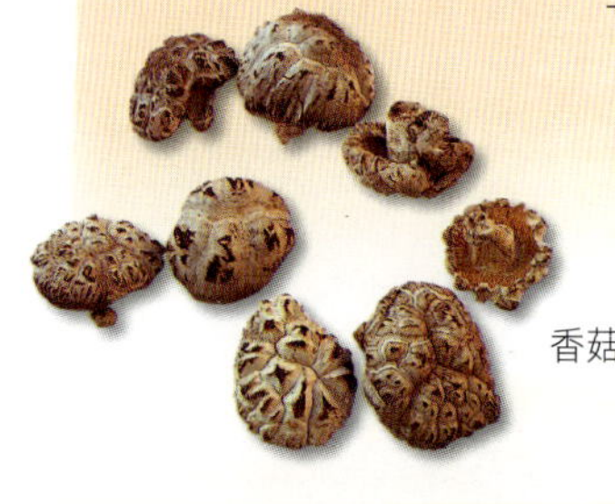
香菇

猴头菇山楂灵芝汤

功效 护肝和胃，防癌抗癌

用途 适用于肝胃不调所致胃口欠佳、消化系统癌肿。

材料 猪瘦肉250克，猴头菇3个，山楂30克，灵芝10克，蜜枣3颗，盐适量。

做法
1. 材料洗净，沥干水分。
2. 猴头菇用水浸15分钟，挤干水分。
3. 猪瘦肉汆水，备用。
4. 大火煮沸10碗水，加入所有材料再煮沸，转慢火煮2小时，加盐调味。

食用 喝汤食肉。

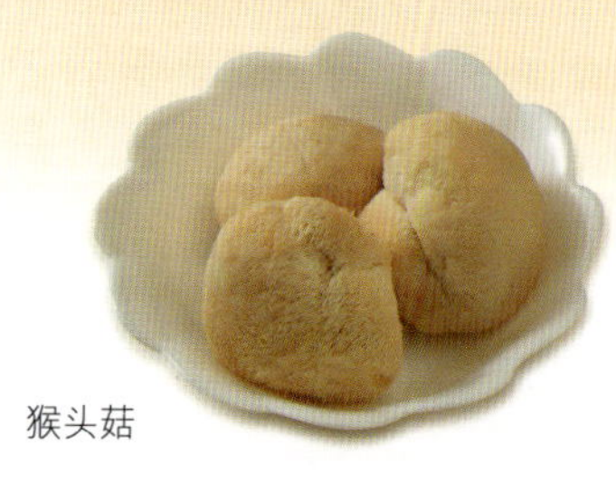
猴头菇

山楂玉米甜粥

功效 **健脾和胃，活血化淤**

用途 适用于各种类型的高血脂及高血压。

材料 玉米100克，山楂20克，冰糖少许。

做法
1. 材料洗净，沥干水分。
2. 山楂放入锅内，加适量水煮沸，取出去皮去核。
3. 玉米与山楂肉一起用慢火煮30分钟，加入冰糖调味即可。

食用 当正餐或点心食用。

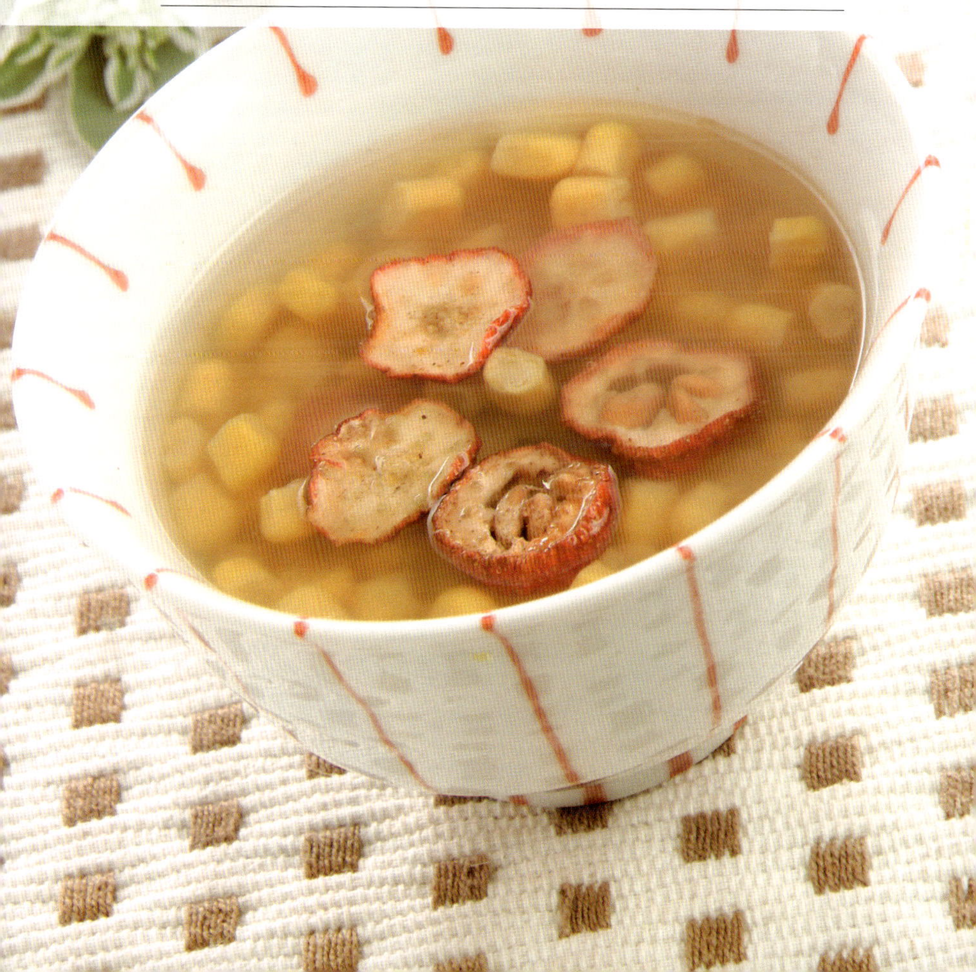

山楂粥

功效 **健脾醒胃，降压降脂**

用途	适用于高血压及高血脂人士。
材料	粳米100克，山楂30克，盐适量。
做法	1. 粳米、山楂分别洗净，沥干备用。 2. 将山楂放入锅中，加适量水用慢火煮成药汁，加入粳米煮成稠粥，下盐调味即可。
食用	当正餐或当点心食用。

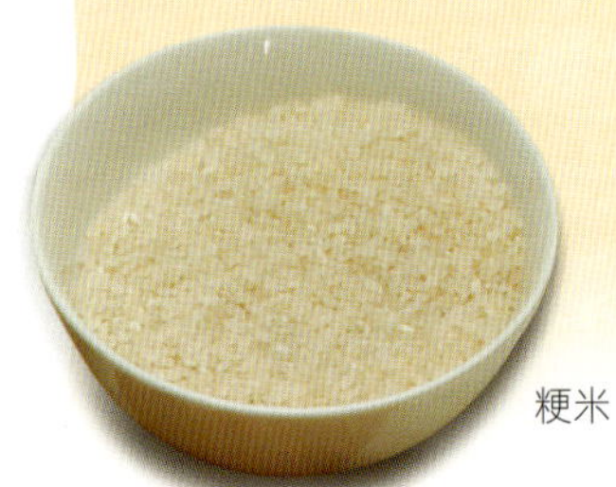
粳米

芝麻花生猪肝山楂粥

功效 **补肾和胃，养肝明目**

用途	适用于胃口欠佳，视物昏花，肾虚发白早稀者食用。
材料	猪肝150克，山楂40克，黑芝麻、花生、白米各20克，盐适量。
做法	1. 材料洗净，沥干水分。 2. 猪肝切片。 3. 烧开一锅水，加入花生、黑芝麻煮1小时，加入白米续煮30分钟。 4. 最后加入猪肝、山楂，续煮10分钟，下盐调味即可。
食用	每日食用。

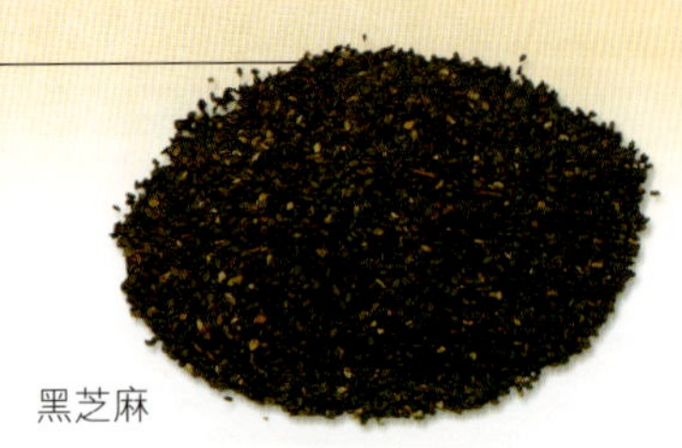
黑芝麻

肉桂山楂粥

功效 **温补肾阳，通经活络**

用途 适用于肾阳虚弱、手足发凉、脾胃虚弱及高血脂者。

材料 白米50克，山楂30克，肉桂4克，红糖适量。

做法
1. 材料分别洗净，沥干水分。
2. 山楂去核。
3. 把肉桂放入锅中，加适量水煎煮20分钟，加入白米、山楂共煮成粥，加红糖调味即可。

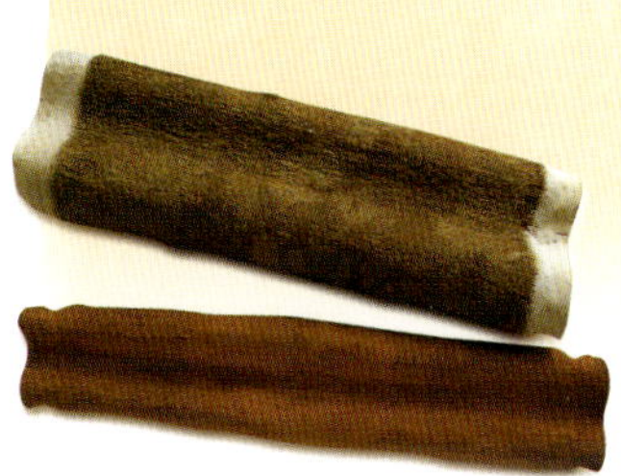

肉桂

菊花山楂粥

功效 **清热平肝，活血化淤**

用途 适用于高血压、高血脂、动脉硬化和冠心病人士。

材料 白米50克，山楂、菊花、金银花各20克，盐适量。

做法
1. 材料分别洗净，沥干水分。
2. 山楂去核。
3. 烧开一锅水，加入山楂、菊花、金银花煮1小时，加入白米续煮30分钟，下盐调味即可。

食用 当正餐或点心食用。

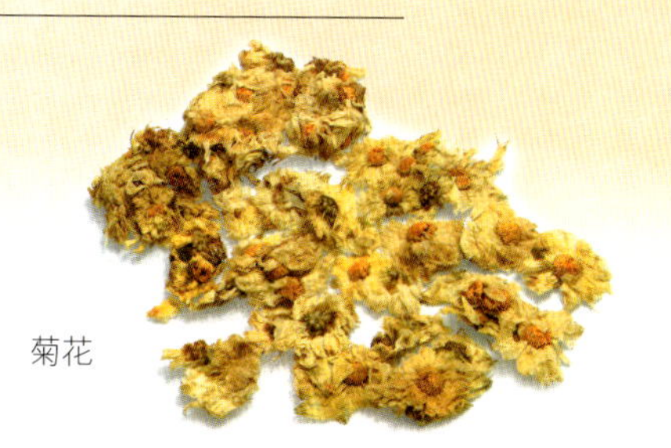

菊花

枸杞山楂粥

功效 **开胃消滞，平肝明目**

用途 适用于内积不消，高血压、高血脂、冠心病、心绞痛及动脉粥样硬化人士。

材料 粳米50克，鲜山楂30克，枸杞子、红糖各10克。

做法

1. 粳米、鲜山楂、枸杞子分别洗净，鲜山楂去核。
2. 把鲜山楂放入锅内，加适量水煎煮取汁，再与粳米、枸杞子共煮成粥，加入红糖调味即成。

食用 当早、晚餐食用。

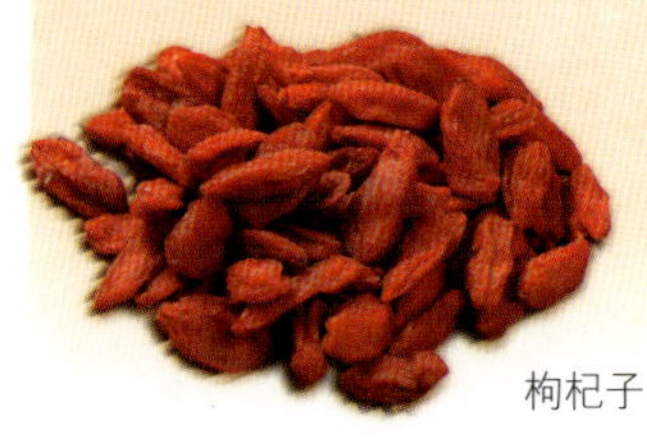
枸杞子

山楂丹参粥

功效 **活血通络，消滞化淤**

用途 适用于冠心病、心绞痛人士。

材料 粳米80克，山楂30克，丹参15克，白糖适量。

做法

1. 材料洗净，沥干水分。
2. 山楂与丹参一起放入沙锅中，加适量水煮，去渣后加入洗好的粳米共煮粥。
3. 粥将成时加入白糖调味，续煮至粥稠即成。

食用 两餐间当点心食用，连服10天为1疗程。

注意：不宜空腹食用。

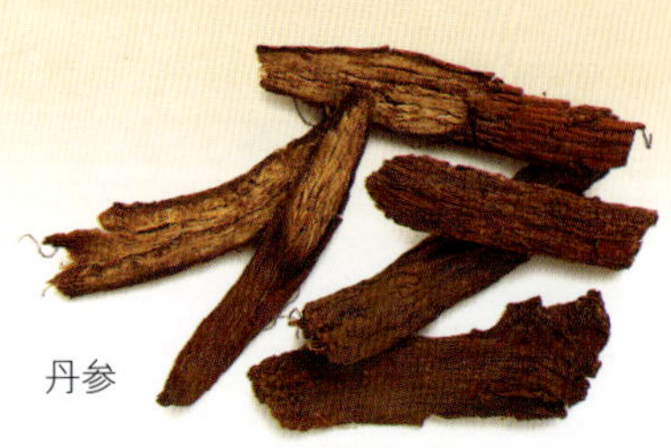
丹参

山楂桑葚粥

功效 **滋阴补血，生津润肠**

用途 适用于冠心病、高血脂属阴虚阳亢兼有血淤者，及便秘人士。

材料 山楂、粳米各30克，桑葚15克，盐适量。

做法
1. 材料洗净，沥干水分。
2. 山楂、桑葚放入锅内，加适量水用慢火煎煮，隔渣。
3. 把已淘洗净的粳米放入锅内，加入山楂桑葚水用慢火煮粥，粥成后下盐调味即可。

食用 随量食用。

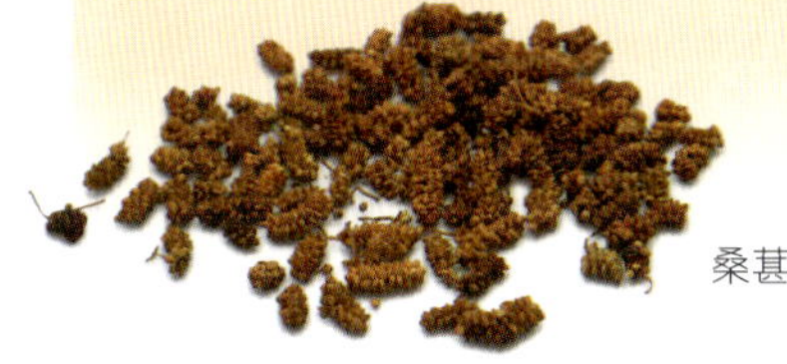
桑葚

薏米山楂粥

功效 **健脾和胃，渗湿止泻**

用途 适用于暑湿感冒，消化不良，腹泻腹胀等人士。

材料 粳米100克，薏米50克，山楂15克，葱白、盐各适量。

做法
1. 粳米、薏米淘洗净，沥干备用。
2. 山楂洗净，去核。
3. 将粳米、薏米、山楂放入锅内，加适量水用大火煮沸后，改慢火熬成粥稠，加入葱白、盐调味即可。

食用 每日2次，早晚服用。

注意：孕妇忌用，滑精及小便多者慎用。

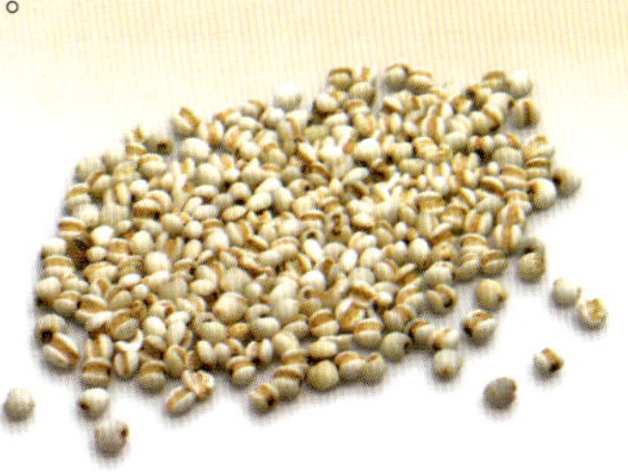
薏米

山楂莱菔子粥

功效 行气导滞，祛痰化浊

用途 适用于冠心病、心肌梗塞人士。

材料 粳米80克，鲜山楂50克，莱菔子15克，盐适量。

做法
1. 鲜山楂洗净，去核。
2. 莱菔子用白锅炒熟后研成细末，待用。
3. 粳米淘洗净，加适量水煮成粥，放入莱菔子粉末与鲜山楂，再煮至粥稠，下盐调味即可。

食用 早晚餐温热服用，连服数日。

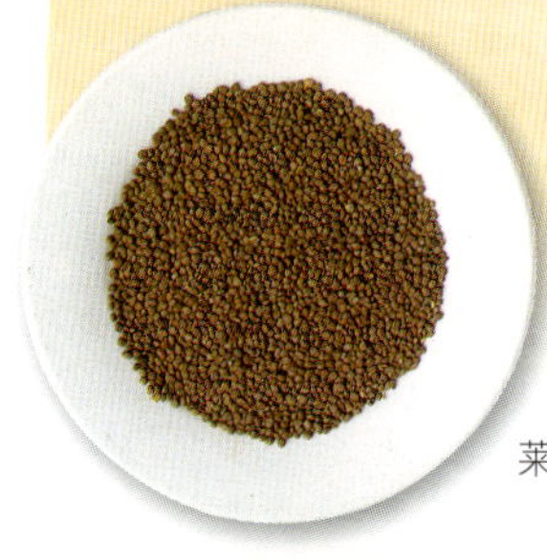
莱菔子

山楂核桃粥

功效 活血化淤，理气止痛

用途 适用于冠心病气滞血淤至心绞痛、妇女痛经。

材料 粳米80克，山楂、川芎、核桃、陈皮各10克，盐适量。

做法
1. 材料洗净，沥干水分。
2. 核桃去衣，山楂去核，陈皮浸软，刮去瓤。
3. 将上列材料一起放入沙锅内，加适量水煎煮30分钟，去渣。
4. 倒入已淘洗净的粳米，熬煮成稠粥，下盐调味即可。

食用 每天1~2次，连服5日。

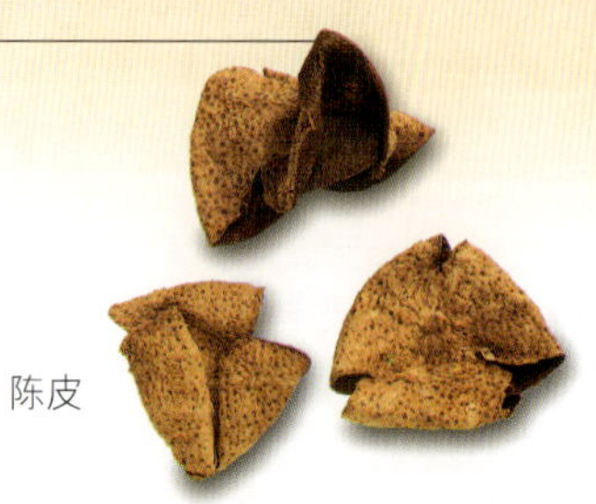
陈皮

山楂二豆粥

功效 **健脾祛湿，消食和胃**

用途	适用于肥胖、水肿、脚湿气、脾胃虚弱、食积停滞等人士。
材料	赤小豆60克，粳米50克，山楂30克，白扁豆20克，盐适量。
做法	1. 材料洗净，沥干水分。 2. 赤小豆、白扁豆用水浸泡1小时。山楂去核。 3. 将赤小豆、白扁豆、山楂放入锅内，加入开水煮30分钟，加入粳米，再加适量水，改慢火续煮至豆烂成粥，下盐调味即可。
食用	每日1剂，当点心或正餐食用。

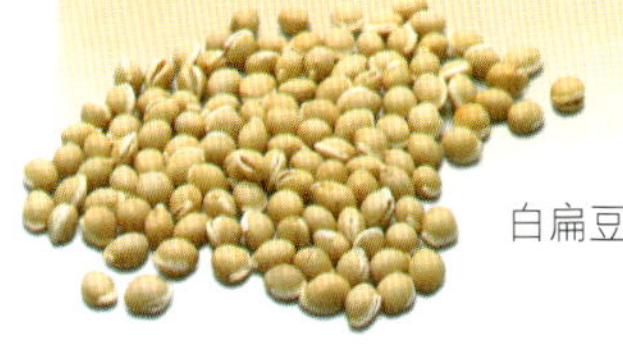
白扁豆

山楂薏米红豆粥

功效 **健脾祛湿，降脂减肥**

用途	适用于肥胖人士。
材料	山楂、薏米、粳米各30克，红豆20克，盐适量。
做法	1. 材料洗净，沥干水分。 2. 山楂洗净，去核；放入锅内用水浸泡30分钟，再用大火煮沸，去渣取汁。 3. 把薏米、红豆放入锅内，加适量水用大火煮沸后，改慢火续煮30分钟，加入山楂汁和粳米，煮至豆烂成粥，下盐调味即可。
食用	每日1剂，当点心或正餐食用。

Tips

山楂不应与海鲜同吃

山楂含有鞣酸，如果与虾等含有丰富蛋白质和钙质的食物同食，不仅会降低蛋白质的营养价值，而且鞣酸和钙离子结合形成不溶性结合物刺激肠胃，引起人体不适，出现呕吐、头晕、恶心和腹痛腹泻等症状。含有鞣酸的水果包括葡萄、石榴、柿子等，这些水果与海鲜至少应相隔2小时进食。

山楂糯米粥

功效 开胃消食，收敛止痢

用途	适用于食欲不振、腹痛腹泻人士。
材料	糯米40克，山楂20克，盐适量。
做法	1. 材料洗净，沥干水分。 2. 山楂、糯米一起放入锅内，加适量水用大火煮沸后，改慢火熬成粥，下盐调味即可。
食用	当正餐或点心食用。

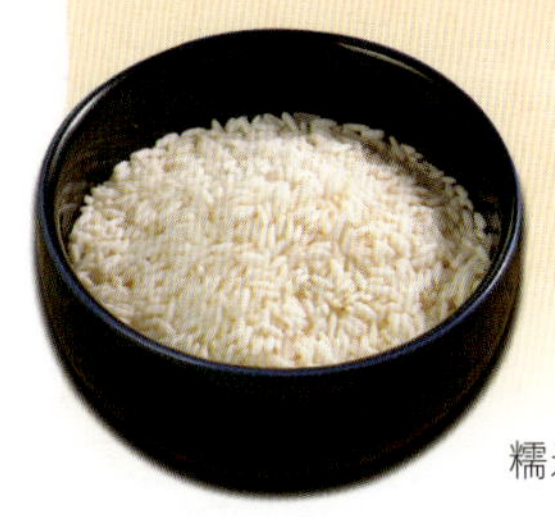

糯米

山楂薏米荷叶粥

功效 清热解毒，消积化淤

用途	适用于脸上长粉刺人士。
材料	粳米60克，薏米30克，山楂10克，荷叶半张，盐适量。
做法	1. 材料洗净，沥干水分。 2. 将山楂、荷叶放入锅内，加适量水用大火煮沸后，改慢火续煮20分钟，去渣，加入粳米、薏米，用慢火煮成稠粥，下盐调味即可。
食用	每日1剂，连服30日。

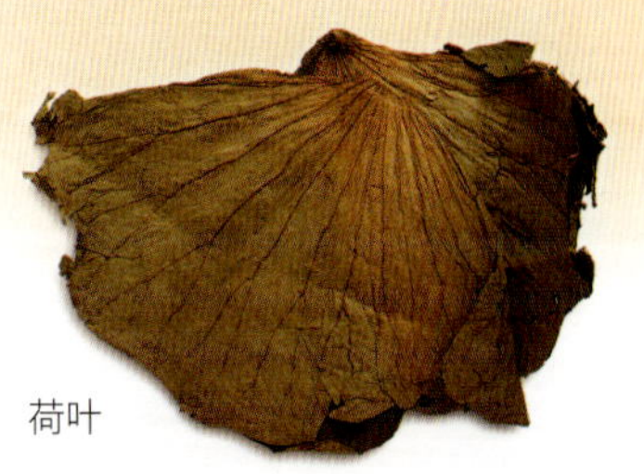

荷叶

黄芪山楂黑米粥

功效 益气补血，健脾开胃

用途 适用于气血虚弱、食欲不振和营养不良人士。

材料 黑米80克，黄芪15克，山楂10克，大枣3颗，盐适量。

做法
1. 黑米淘洗净，沥干备用。
2. 黄芪、山楂、大枣洗净，山楂、大枣去核。
3. 把所有材料放入锅中，加入适量水，用大火煮沸后，改慢火续煮1小时至粥稠，下盐调味即可。

食用 当正餐或点心食用。

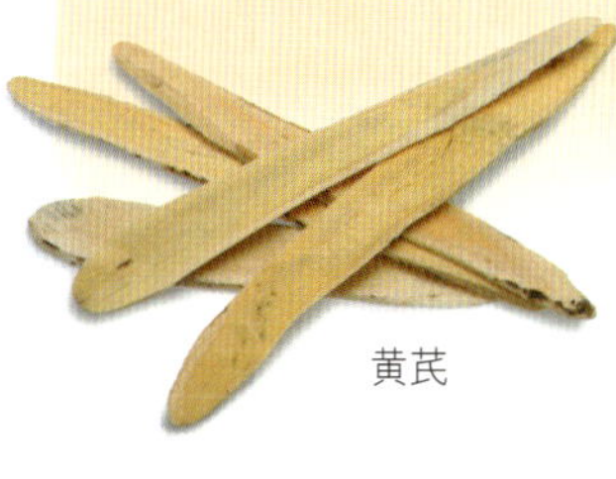
黄芪

山楂雪耳粥

功效 润肺止咳，生津止渴

用途 适用于凉燥咳嗽、咽干口燥之人士。

材料 粳米100克，山楂10克，雪耳10克，盐适量。

做法
1. 材料洗净，沥干水分。
2. 山楂去核。
3. 雪耳用水浸泡发透，去蒂，撕成小朵。
4. 把所有材料放入锅内，加入适量水煮成稠粥，下盐调味即可。

食用 当正餐食用。

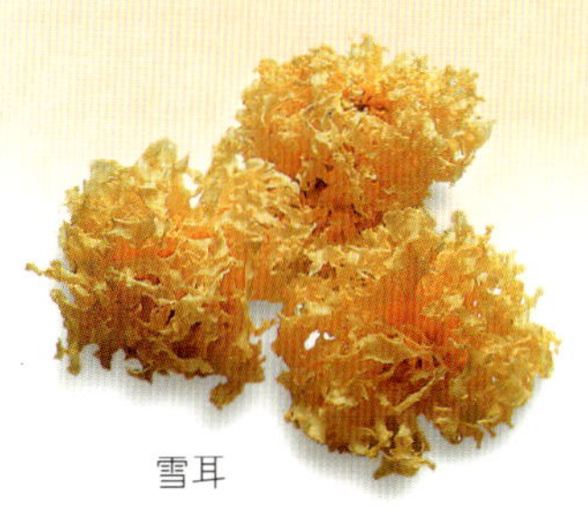
雪耳

芹菜山楂粥

功效 化积消淤、降压

用途 适用于血脂型高血压人士。

材料 粳米、芹菜各80克，山楂20克，盐适量。

做法
1. 材料洗净，沥干水分。
2. 芹菜切去根部，切粒。山楂去核，切片。
3. 把粳米放入锅中，加入1000毫升水，大火煮沸后，改慢火续煮30分钟，放入芹菜粒、山楂片，再煮10分钟，下盐调味即可。

食用 当正餐食用。

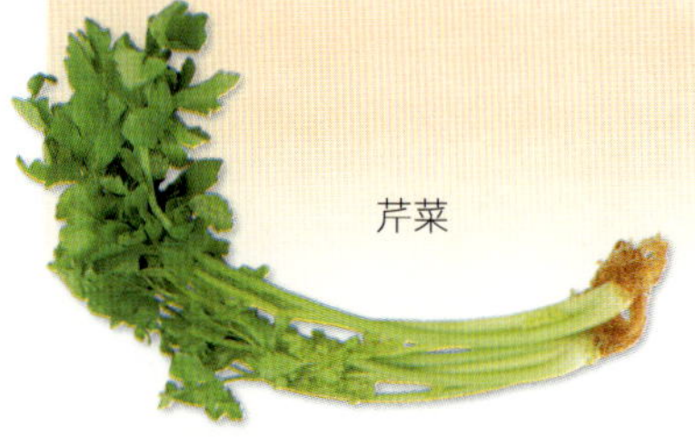
芹菜

山楂淮山瘦肉粥

功效 健脾开胃，理气化痰

用途 适用于消化不良、食欲不振、痰多人士。

材料 猪瘦肉250克，粳米80克，山楂40克，淮山20克，芡实15克，陈皮6克，生姜1小块，盐适量。

做法
1. 材料洗净，沥干水分。
2. 猪瘦肉切块，汆水。
3. 山楂去核，陈皮浸软，刮去瓤。
4. 将所有材料放入锅内，加适量水用大火煮沸后，改慢火续煮2小时，加盐调味即可。

食用 当正餐食用。

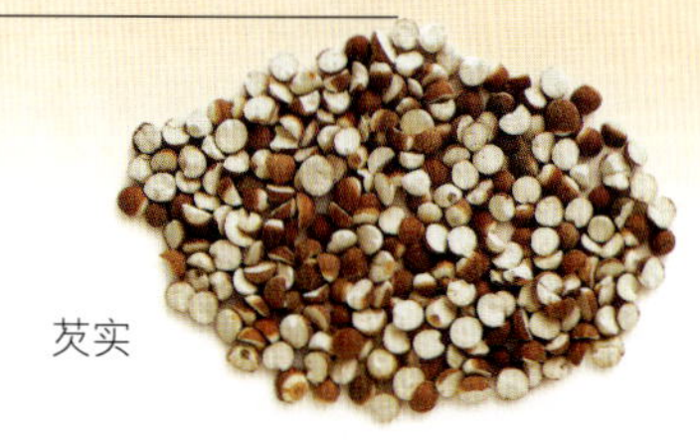
芡实

山楂香菇饭

功效 **健脾和胃，活血化淤**

用途 适用于气滞血淤型高血脂、动脉粥样硬化、冠心病人士。

材料 粳米250克，鲜山楂50克，香菇6朵，红枣4颗。

做法

1. 材料洗净，沥干水分。
2. 鲜山楂去核切片；红枣去核；香菇浸软，去蒂，切丝。
3. 将粳米放入锅内，加适量水煮，待米饭煮至水分快干时，把山楂、红枣、香菇丝均匀地放在米饭表面，加盖用慢火焖至饭熟即成。

食用 当晚餐食用。

注意：不可过量食用。

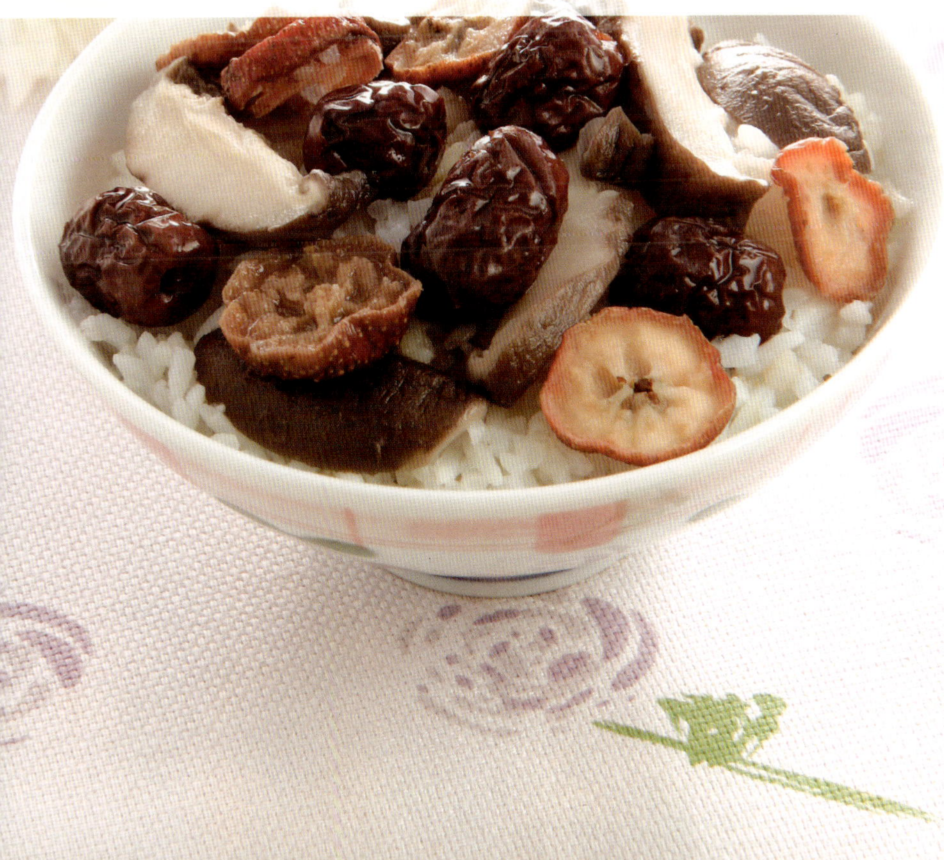

淡菜炒山楂

功效 清热平肝，降脂降压

用途 适用于肝阳上亢高血压，冠心病及高血脂人士。

材料 淡菜50克，山楂30克，菊花、金银花各20克，植物油、黄酒、上汤、盐各适量。

做法
1. 材料洗净，沥干水分。
2. 淡菜用水浸发，切片。山楂去核。
3. 山楂、菊花、金银花放入锅内，加适量水用慢火煎煮，去渣取汁备用。
4. 烧热油锅，倒入少量油烧至七成热时，放入淡菜炒至变色，洒入黄酒略炒，倒入药汁及少量上汤，煮至淡菜熟时，下盐调味即成。

食用 佐餐食用。

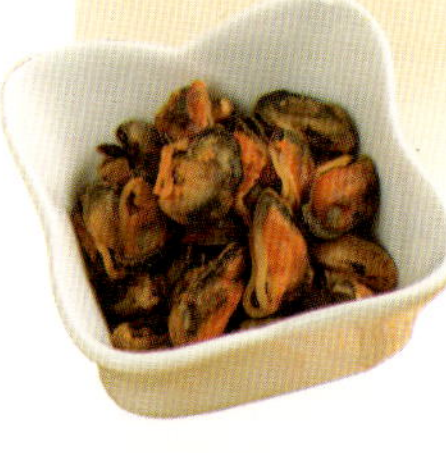

淡菜

山楂炖海带

功效 散结利水，消食化积

用途 适用于肥胖。

材料 水发海带300克，鲜山楂100克，白糖30克，姜片、葱段、黄酒各适量。

做法
1. 材料洗净，沥干水分。
2. 鲜山楂洗净，去核切丝，备用。
3. 海带放入锅中，加入适量水、姜片、葱段、黄酒，用大火煮沸后，改慢火炖至海带熟烂，捞出海带晾凉，切成细丝。
4. 把海带丝放入大碟内，加入白糖拌匀，撒上山楂丝，再撒上一层白糖即可。

食用 佐餐食用。

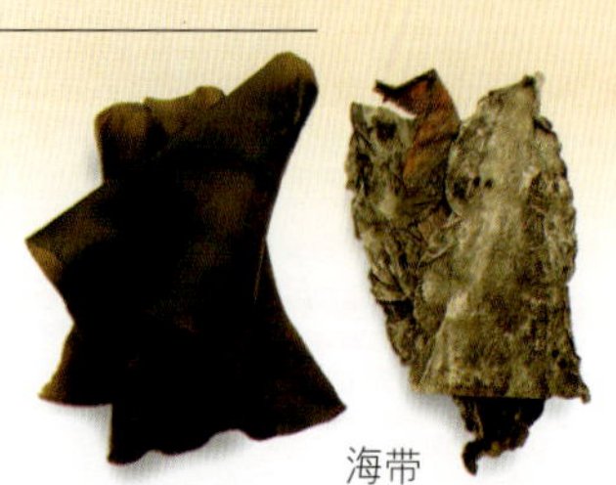

海带

麻酱山楂白菜丝

功效 清热化痰，消食导滞

用途 适用于肉食积滞者，可作减肥食疗。

材料 大白菜500克，白糖100克，鲜山楂、芝麻酱各75克，上汤25毫升，盐适量。

做法
1. 材料洗净，沥干水分。
2. 大白菜切成细丝，加入盐揉一下，腌出水分后挤干。放入开水中焯熟，沥干水分。
3. 山楂去核，切成薄片，撒上白糖拌匀。
4. 芝麻酱用上汤拌匀。把白菜丝放入碟中，加上山楂片，淋上麻酱汁即可。

食用 佐早、晚餐食用。

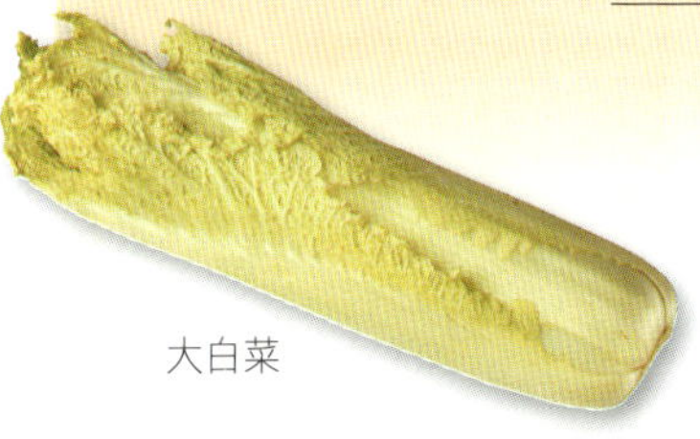
大白菜

山楂烧豆腐

功效 健脾理气，消食和胃

用途 适用于肉食积滞者，可作减肥食疗。

材料 豆腐400克，山楂20克，葱花、姜丝、盐各适量。

做法
1. 材料洗净，沥干水分。
2. 豆腐放入开水中焯一下，捞出切块。
3. 山楂去核，切成小粒。
4. 烧热油锅，爆香姜丝、葱花，放入豆腐丁翻炒，加入山楂粒、盐，炒匀即可。

食用 适用于夏令时节服食。

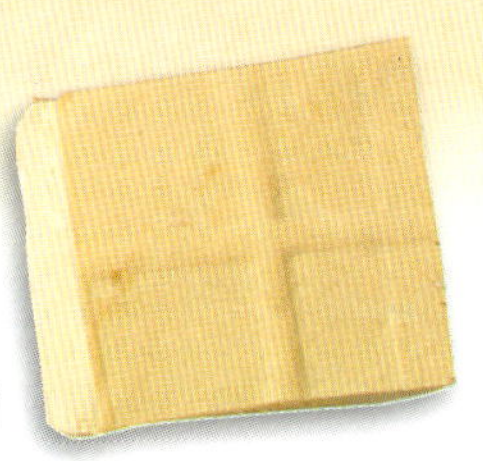
豆腐

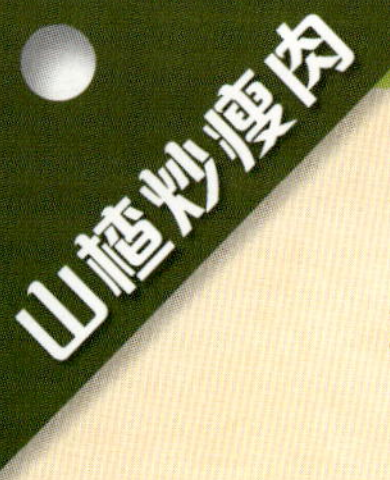

山楂炒瘦肉

功效 **滋阴润燥，化食消积**

用途 适用于脾虚积滞，高血压人士。

材料 猪瘦肉320克，银芽（去豆瓣的豆芽）100克，山楂50克，花椒、姜丝、葱丝、料酒、麻油、盐适量。

做法

1. 材料洗净，沥干水分。
2. 猪瘦肉汆水，切块。
3. 山楂去核，切块。
4. 山楂加入花椒、姜丝、葱丝、料酒拌匀，腌1小时后沥干，放入油锅中炒至微黄色捞起。
5. 再烧热油锅，加入猪瘦肉炒七成熟时，加入银芽和山楂炒至熟，下麻油、盐调味即可。

食用 佐餐食用。

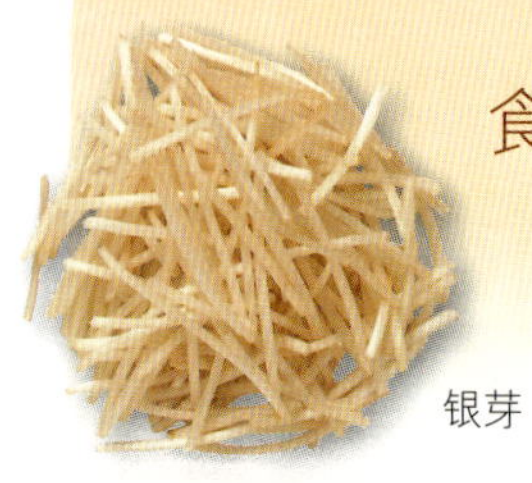

银芽

芝麻山楂瘦肉干

功效 **健脾补肾，消食减肥**

用途 适用于肥胖人士作减肥食疗之用及食欲不振人士。

材料 猪瘦肉250克，鲜山楂40克，黑芝麻10克，盐、白糖、酒、姜蓉、葱蓉、麦芽糖各适量。

做法

1. 材料洗净，沥干水分。
2. 鲜山楂去核，切蓉。
3. 猪瘦肉切成粗条，加入盐、白糖、酒、姜蓉、葱蓉和鲜山楂蓉腌2小时。
4. 黑芝麻用白锅炒香备用。
5. 烧滚一锅油，加入瘦肉条炸至金黄，捞起，沥油。
6. 麦芽糖放于锅内略煮，加入瘦肉条拌均匀，撒上炒香的黑芝麻即可。

食用 当点心食用。

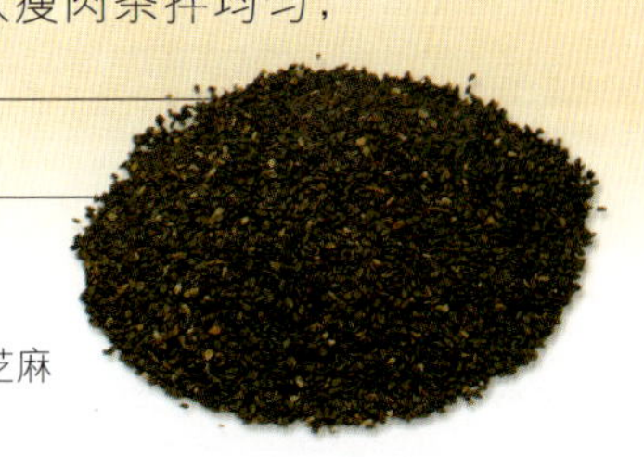

黑芝麻

山楂猪排

功效 开胃消食，滋阴健脾

用途 适用于冠心病、高血压、高血脂，以及消化不良、脘腹胀满、食欲不振人士。

材料 猪排250克，山楂片50克，鸡蛋1只，白糖、盐、生粉各适量。

做法
1. 材料洗净，沥干水分。
2. 将山楂片加温水煮2次，合并2次药液浓缩，用纱布滤取100毫升左右，备用。
3. 猪排切大片。
4. 鸡蛋打入碗内，加入生粉、盐拌成蛋糊。
5. 把猪排沾满蛋糊，放入油锅中炸至微黄色时捞出。
6. 锅内加些水，放入白糖熬成糖汁，倒入山楂浓缩汁和少量油炒匀，放入炸熟的猪排，稍加翻炒即成。

食用 佐餐食用。

山楂炖牛肉

功效 温通经脉，活血祛淤

用途 适用于气滞血淤型冠心病、心绞痛病人士。

材料 牛肉200克，鲜淮山200克，山楂15克，红花、熟地黄各6克，红枣10颗，黄酒、葱段、姜片各适量，盐适量。

做法
1. 材料洗净，沥干水分。
2. 山楂去核，红花去杂质；熟地黄切片；红枣去核。
3. 牛肉氽水，切块。
4. 鲜淮山去皮，切块。
5. 把牛肉、黄酒、葱段、姜片放入炖锅内，加入水1000毫升，用中火煮沸后，再加入上汤1000毫升煮沸，放入鲜淮山、山楂、红花、红枣、熟地黄，用慢火炖50分钟，下盐调味即成。

食用 每日1次，每次吃牛肉50克，喝汤。

山楂糕炸排骨

功效 **健胃醒脾，消食化积**

用途 适用于脾虚积滞、痞满、食欲不振人士。

材料 排骨160克，山楂糕80克，鲜草莓5个，鸡蛋1只，生粉30克，面粉20克，油、白糖、盐各适量。

做法
1. 鲜草莓洗净，去蒂，开边。
2. 其他材料洗净，沥干水分。
3. 排骨汆水，切粒。
4. 把鸡蛋打入碗中，加入生粉、面粉，加一点水搅成稠糊，放入切好的排骨粒拌匀。
5. 山楂糕放入碗内压成泥，倒入白糖，加入适量水调成汁。
6. 烧热油锅，逐次放入排骨粒，炸成浅黄色，捞出沥油。
7. 把调好的山楂糕汁倒入锅内，煮沸后放入排骨粒、草莓及少量盐，翻炒均匀，盛入碟内即成。

食用 佐餐食用。

山楂红烧肉

功效 **滋阴润燥，润肠通便**

用途 适用于营养不良、各种贫血、体弱人士。

材料 五花腩肉500克，山楂50克，花生20克，醋、姜片、黄酒、老抽、冰糖、八角、盐、胡椒粉各适量。

做法
1. 材料洗净，沥干水分。
2. 五花腩肉切块，加入醋浸15分钟，然后用水冲掉醋汁，沥干备用。
3. 山楂去核；花生用水浸泡，备用。
4. 烧热油锅，放入姜片爆香，加入五花腩肉炒片刻，洒入黄酒，加入山楂、花生、老抽、冰糖、八角和2碗热水，加盖用中火煮40分钟，煮至汤汁浓稠时，加入盐、胡椒粉调味，炒匀即可。

食用 佐餐食用。

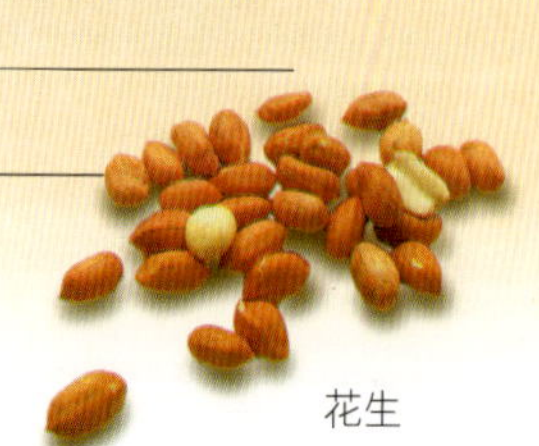
花生

枸杞山楂煮牛肉

功效 养肝明目，健脾消食

用途 适用于食欲不振，腹胀、视物不清人士。

材料 牛肉200克，萝卜100克，山楂15克，枸杞子12克，葱段、姜片、盐各适量。

做法
1. 材料洗净，沥干水分。
2. 牛肉切块；萝卜切块。
3. 山楂去核切片；枸杞子去杂质。
4. 烧热油锅，爆香姜片、葱段，放入牛肉、胡萝卜、山楂、枸杞子，再加入400毫升水，大火煮沸后，改慢火炖1小时，下盐调味即成。

食用 佐餐食用。

山楂鸡片

功效 健肝理气，生津止渴

用途 适用于脾虚腹胀、食欲不振人士。

材料 鸡胸肉200克，鲜山楂100克，菠萝50克，生粉30克，青豆25克，西红柿酱15克，黄酒15毫升，鸡蛋白2只，白糖、上汤、盐、葱花、姜末各适量。

做法
1. 材料洗净，沥干水分。
2. 鸡蛋白打成蛋液。山楂去核切片，菠萝切小块。
3. 鸡胸肉切片，加入蛋白液、生粉拌匀。
4. 小碗内放入上汤、黄酒、盐、白糖、生粉拌匀成汁液。
5. 烧热油锅，放入鸡片泡油，盛起沥油。
6. 锅内留底油，放入葱花、姜末、西红柿酱炒香，放入鸡片和菠萝块及山楂，倒入汁液，翻炒片刻即可。

食用 佐餐食用。

山楂鸡肉

功效 滋阴润燥，化食消滞，降低血脂

用途 适用于冠心病、心绞痛、心肌梗塞，以及高血压、高血脂、消化不良等人士。

材料 鸡肉500克，山楂100克，豉油、葱花、姜片、黄酒、花椒、麻油、白糖各适量。

做法

1. 材料洗净，沥干水分。
2. 鸡肉去皮，汆水备用。
3. 把一半山楂放入锅内，加50毫升水煮沸，放入鸡肉，煮至半熟时捞出，切成粗条，加入豉油、葱花、姜片、黄酒、花椒拌匀，腌1小时，入油锅炸至微黄时捞出沥油。
4. 再起油锅，放入剩下的山楂，略炸后倒入鸡肉条炒匀，收汁后盛入碟内，浇上麻油，撒入白糖拌匀即成。

食用 当点心食用。

山楂蒸鸡肝

功效 化积消食，滋补肝肾

用途 适用于小儿疳积、脾虚腹胀、肝虚目暗人士。

材料 鸡肝1个，山楂、淮山15克，薏米10克，食醋适量。

做法

1. 材料洗净，沥干水分。
2. 山楂去核，与淮山、薏米共研为细末。
3. 鸡肝洗净，切片，拌上药末调匀，加入食醋调匀，隔水蒸熟即可。

食用 早晚分2次食完。

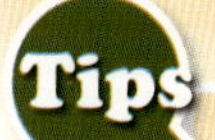

山楂叶的用途

利用大孔吸附树脂分离技术，从山楂叶中提取出的活性物质，有效成分主要为金丝桃苷、牡荆素鼠李糖苷等，能制成治疗冠心病、心绞痛、心肌梗塞、脑栓塞等心脑血管疾病和抑郁症等疾病的制剂。山楂药提取物同时广泛应用在保健品、食品、饮料、化妆品等领域。

山楂煮鸡翅

功效 **健脾开胃，益气生津**

用途	适用于虚劳瘦弱、脾虚食少人士。
材料	鸡翅500克，山楂30克，上汤800毫升，姜片、葱段、料酒、盐各适量。
做法	1. 材料洗净，沥干水分。 2. 鸡翅汆水，备用。 3. 山楂去核切片。 4. 把鸡翅、山楂片、姜片、葱段一起放入沙锅内，加入上汤、料酒，大火煮沸后，改慢火炖35分钟，下盐调味即成。
食用	佐餐食用。

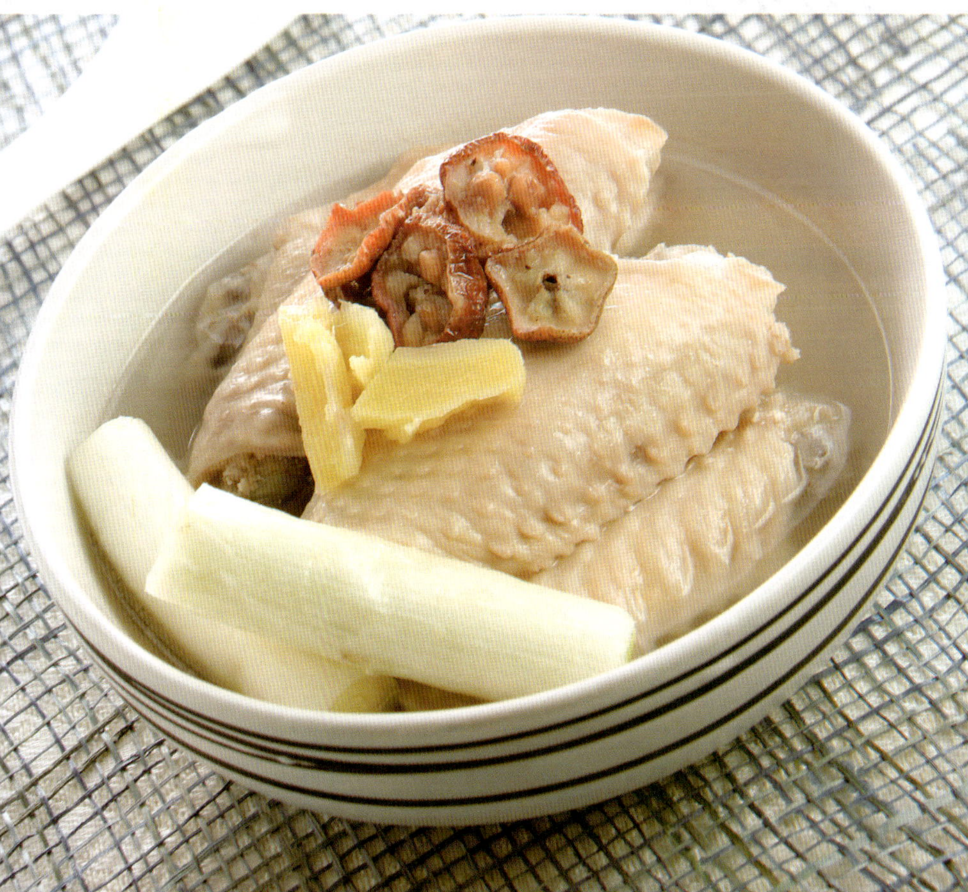

山楂鲤鱼块

功效 健脾益气，利水降脂

用途	适用于高血脂、高血压、冠心病、食欲不振，脸浮身肿等人士。
材料	鲤鱼1条，鸡蛋1只，山楂片25克，黄酒、姜片、葱段、面粉、白糖、盐各适量。
做法	1. 材料洗净，沥干水分。 2. 将鲤鱼去鳞、鳃及内脏，切块，加入黄酒、盐腌15分钟。 3. 面粉加入少许白糖和适量水，加入鸡蛋搅拌成面糊。 4. 把鱼块放入面糊中浸透，取出后沾上干面粉，放入爆过姜片的温油锅中煎3分钟。 5. 烧热锅，加入山楂片和少量水煮至溶化，加入盐及少量面糊，制成芡汁，倒入煎好的鱼块煮15分钟，撒上葱段拌匀即可。
食用	佐餐食用。

山楂蒸田鸡

功效 清热解毒，行气利水

用途	适用于疳积、水肿、食欲不振之人士。
材料	田鸡5只，山楂50克，枸杞子10克，红枣6颗，白酒、盐各适量。
做法	1. 材料洗净，沥干水分。 2. 田鸡去头、外皮及内脏，洗净，沥干后用白酒和盐同腌15分钟。 3. 山楂、红枣分别去核。 4. 将所有材料置于碟中，隔水用大火蒸煮，水开后改用小火续蒸15分钟即可。
食用	佐餐食用。

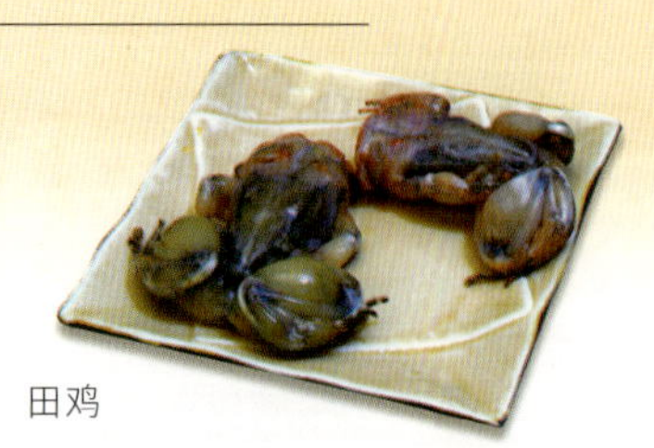
田鸡

山楂炖甲鱼

功效 滋阴凉血，健脾开胃

用途 适用于病患虚弱、年老人士。

材料 甲鱼1只（约500克），大蒜1条，鲜山楂5颗，盐适量。

做法
1. 材料洗净，沥干水分。
2. 甲鱼去内脏，切块。山楂去核。
3. 甲鱼放入锅内，加适量水、大蒜、鲜山楂，用大火煮沸，改慢火炖至甲鱼熟烂，下盐调味即可。

食用 佐餐食用，或只饮汤。

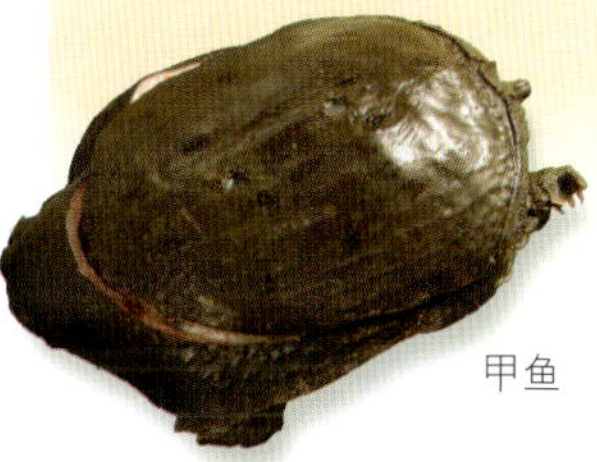
甲鱼

红枣山楂蒸红斑

功效 益气补血，化浊降压

用途 适用于高血压、气虚湿阻型人士。

材料 红斑鱼1尾（约320克），山楂片15克，红枣12颗，姜片、葱段、盐、生抽、熟油各适量。

做法
1. 材料洗净，沥干水分。
2. 红斑鱼去鳞、腮及内脏。
3. 山楂、红枣分别去核。
4. 把红斑鱼及所有材料（除生抽和熟油外）放在碟上，用大火隔水蒸12分钟，浇上生抽和熟油即成。

食用 佐餐食用。

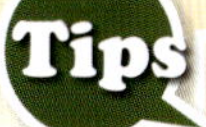

山楂的繁殖和栽植

山楂除个别品种可用分株繁殖外，一般用嫁接法繁殖。嫁接时间一般在7月下旬至8月下旬，主要采用芽接，即先在山楂接穗上取芽片，在接芽上方0.5厘米处横切一刀，深达木质部；再在芽子两侧呈三角形切开，掰下芽片。在砧木距地面3~6厘米处横切一刀，长约1厘米，再在横口中间向下切1厘米，成丁字形，然后用刀尖左右拨起两边皮层，插入芽片。芽片上切口与砧木横切口紧密连接，用塑料条绑好即可。

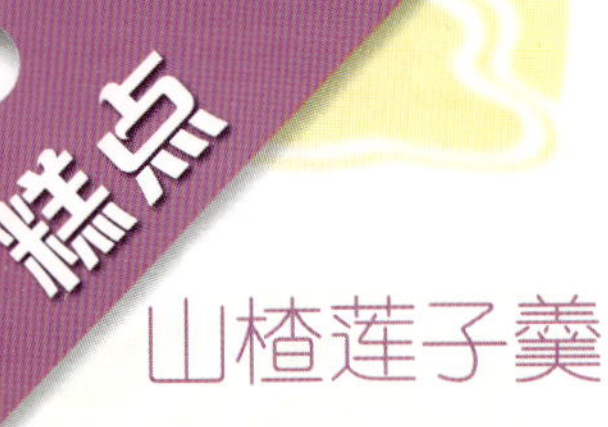

山楂莲子羹

功效 **养心安神，滋阴润燥**

用途 适用于心脾两虚，失眠人士。

材料 山楂、葡萄干、莲子、雪耳、绿豆各20克，冰糖、酸奶各适量。

做法
1. 材料洗净，沥干水分。
2. 山楂去核、莲子去芯。雪耳去蒂，撕成小朵。
3. 锅内加适量水，大火煮沸后加入雪耳、山楂、莲子和绿豆，改慢火煨1小时，加入冰糖和葡萄干，稍煮片刻，用纱布过滤后倒入碗内，冷却后放入冰箱内，冷冻后加入酸奶即可。

食用 当甜品食用。

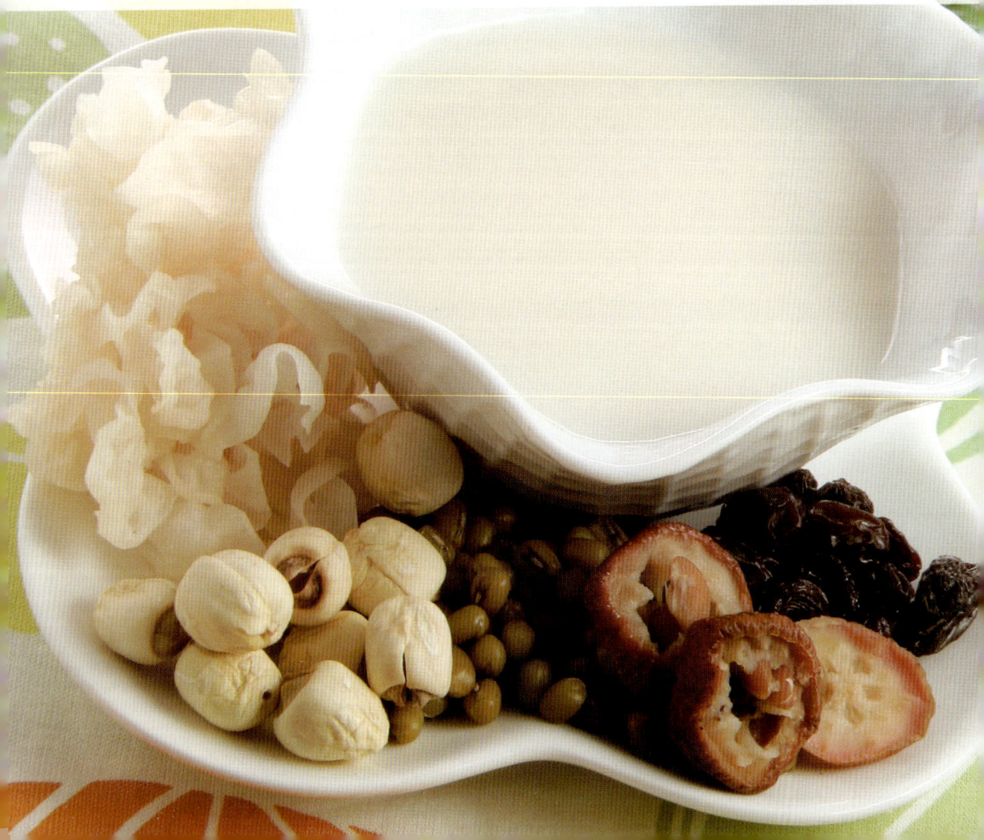

红花山楂饼

功效 **活血调经**

用途	适用于闭经妇女。
材料	鲜山楂100克，丹参、红花各20克，面粉200克，红糖少许。
做法	1. 材料洗净，沥干水分。 2. 鲜山楂去核，与丹参、红花共研成细末，加入面粉、红糖和适量水揉匀，做成5个饼团，烙熟便可食用。
食用	每晚1个。

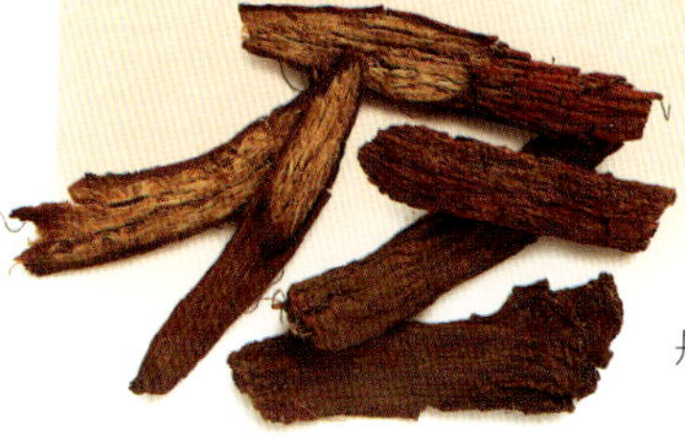

丹参

山楂糖

功效 **健脾开胃，活血化淤**

用途	适用于食欲不振、肉食不消、腹泻，以及冠心病前区不适等人士。
材料	鲜山楂、白糖各200克，牛油适量。
做法	1. 材料洗净，沥干水分。 2. 鲜山楂去核，拍扁，放入锅内加水至浸过山楂，大火煮沸后，转慢火煎煮20分钟，留汁。 3. 捞出的山楂加水再煎煮20分钟，留汁；再重复一次，共取得3份山楂汁。 4. 混合3次的山楂汁煎煮至浓稠，加入白糖拌匀，慢火煮至呈透明状，离火，倒入抹过油的盘内，推平，稍凉后切成小块。
食用	每日3次，每次3块。

糖山楂串

功效 醒脾理气，消食导滞

用途 适用于食欲不振、饮饱食滞人士。

材料 鲜山楂100克，白糖50克，桂花酱5克，水300毫升。

做法

1. 材料洗净，沥干水分。
2. 鲜山楂去核，放入锅中，倒入水，用慢火煮至五成熟，捞出去皮。
3. 锅内放入水，加入白糖，用中火煮沸，撇去浮沫，倒入山楂，用慢火烤至汁浓时，放入桂花酱，轻轻拌匀，倒入盘中，晾凉即成。

食用 当甜品食用。

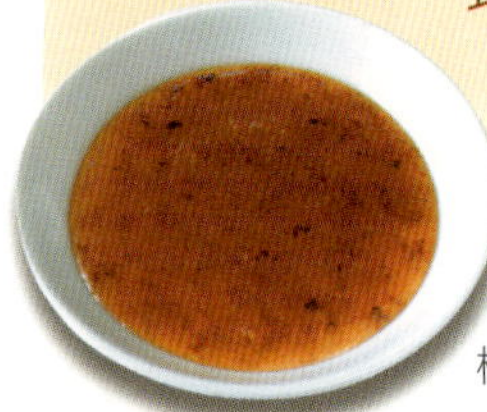

桂花酱

冰糖葫芦

功效 消食化积，行气导滞

用途 适用于肉食积滞、食少体倦。

材料 鲜山楂100克，白糖适量。

做法

1. 鲜山楂洗净，沥干水分。横切开，去核，然后将两瓣合上，用竹签串起来，每串约10个。
2. 把白糖倒入锅中，按糖与水2:1的比例加入水，用大火煮20分钟左右，至糖呈黏稠透明状。
3. 将串好的山楂紧贴着熬好的热糖泛起的泡沫轻轻转动，裹上薄薄一层即可。蘸好糖的山楂冷却2~3分钟即成。

食用 当甜品食用。

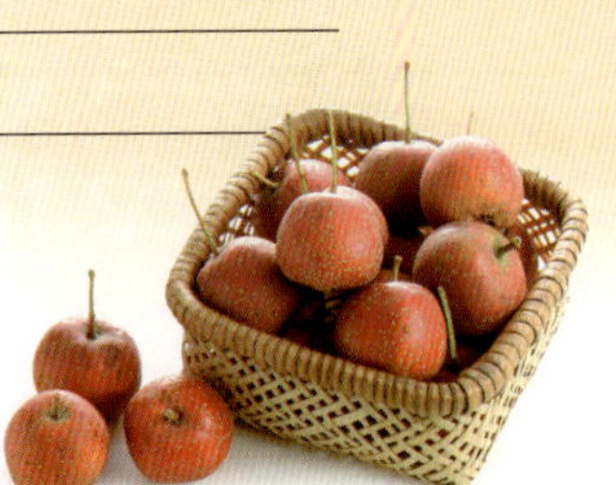

鲜山楂

蜜汁山楂

功效 健脾开胃，去火清热

用途 适用于天气闷热导致的胃口不佳。

材料 鲜山楂200克，冰糖70克，橄榄50克，白糖20克，蜂蜜15克。

做法
1. 鲜山楂洗净、去核，放入锅内，加入适量沸水煮至五成熟，捞出，去外皮。
2. 把白糖放入锅中，加入半碗沸水拌匀，加入山楂、橄榄和蜂蜜，慢火炖10分钟。
3. 捞出山楂和橄榄放在碟上，糖汁续煮至浓稠，滤去杂质，浇在山楂和橄榄上即成。

食用 当点心食用。

注意：山楂不宜与海鲜、人参、柠檬同食。

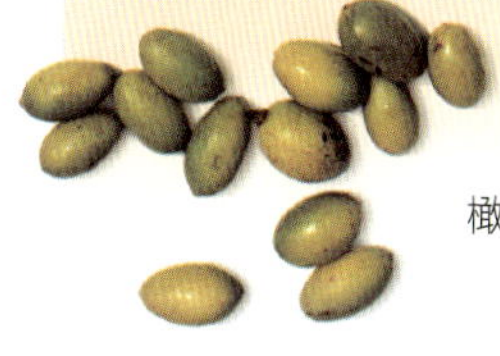
橄榄

山楂泥

功效 益气养阴，化淤止痛

用途 适用于寒性痛经。

材料 鲜山楂800克，红糖300克，鲜淮山50克。

做法
1. 将带核鲜山楂洗净；鲜淮山去皮，洗净，切小粒。
2. 锅内加入适量水，用慢火煮至山楂及淮山粒烂熟，加入红糖，再煮8~10分钟，煮至成为稀糊状即可。

食用 经前3~5天开始服用，每日早晚各食山楂泥35克，直至经后3天停用，此为1疗程，连服3个疗程即可见效。

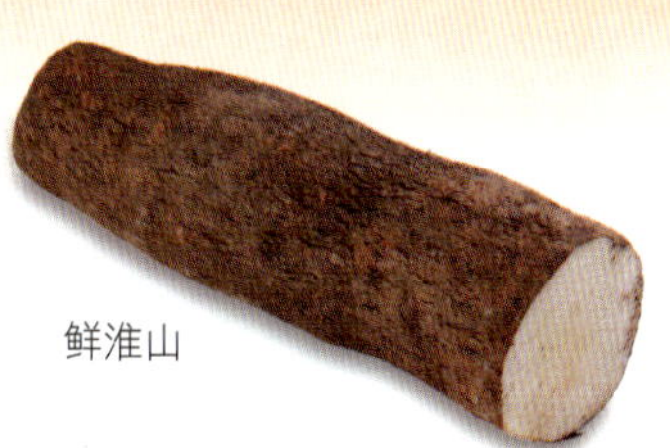
鲜淮山

水晶山楂糕

功效 清热解暑，降脂减肥

用途 适用于夏季代甜品食用。

材料 鲜山楂15粒，大菜5克，冰糖2克。

做法
1. 鲜山楂洗净，对半切开，去核；大菜洗净，用温水浸泡1小时。
2. 把鲜山楂放入锅内，加水至浸过山楂，用中火煮15分钟至山楂浮起。
3. 加入适量冰糖，搅拌至冰糖溶化。关火，将山楂压成泥。
4. 将大菜连水用慢火边煮边搅拌，大菜完全溶化后加入山楂泥，继煮3分钟，边煮边搅拌。
5. 倒入碗中，待凉后放入冰箱内冷藏至凝固。

食用 当甜品食用。

蜜饯山楂糕

功效 活血祛淤，润肠通便

用途 适用于心血管病者及便秘人士。

材料 山楂糕350克，白糖150克，面粉75克，蜂蜜50克，生粉35克。

做法
1. 将山楂糕切成手指大小的条状，加入生粉、面粉与适量水拌匀。
2. 烧热油锅，下花生油烧至七成热时，放入山楂糕条，炸至呈金黄色时捞出。
3. 另起锅置火上，倒入少许水，放入白糖煮沸，熬至浓稠时，加入蜂蜜，随即放入山楂糕条，翻炒均匀即可起锅装碟。

食用 当甜品食用。

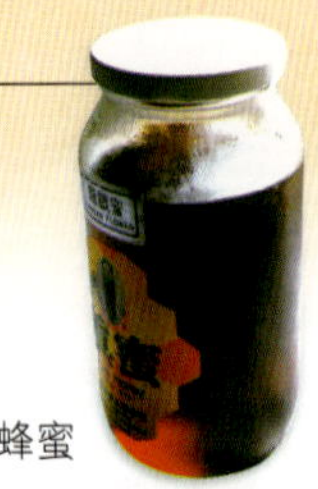
蜂蜜

山楂马蹄糕

功效 **清热解毒，生津止渴**

用途 适用于烦渴、咽痛、小便不利及预防感冒人士。

材料 马蹄粉300克，面粉200克，山楂酱、砂糖各150克，发酵粉15克，鸡蛋2只。

做法
1. 将鸡蛋打入碗内，打发成蛋液。
2. 马蹄粉与面粉混合，加入发酵粉、蛋液、砂糖拌匀，放在35℃~40℃温度下待发。
3. 盛器四周涂油，倒入发酵粉糊，约为容器的$\frac{1}{3}$时，上笼用大火蒸15分钟，取出铺上山楂酱，再倒入$\frac{1}{3}$糊，上笼再蒸15分钟即可。

食用 当甜品食用。

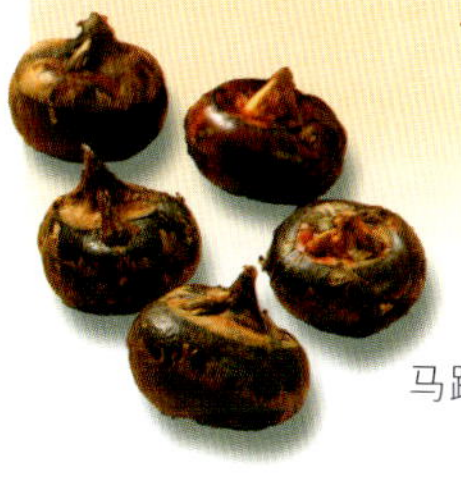
马蹄

山楂橙皮

功效 **理气化淤，健脾导滞**

用途 适用于痰浊内蕴型高血压、食欲不振、胸腹胀满。

材料 鲜山楂50克，鲜橙皮30克，白糖15克，桂花2克。

做法
1. 鲜山楂洗净，去核切片；鲜橙皮洗净，切成小方丁；桂花洗净。
2. 把山楂片、橙皮丁、桂花一起放入沙锅内，加适量水，用大火煮沸后，改慢火续煮20分钟，加入白糖拌匀即成。

食用 早晚2次，当点心服食。

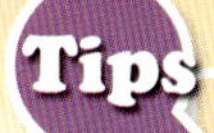

山楂的采收

山楂果实后期增重较快，不宜早采，以免影响果实产量、品质和耐贮性。9~10月间果实皮色显露，果点明显时即可采收。在正常采收期一周左右，用40%乙烯利配成百万分之六百到百万分之八百（600~800ppm）浓度的溶液重点喷布果簇，可促进脱落，提高采收工效。喷药后4~5天，可在树下铺布，然后晃动枝干采收，对果实品质及贮藏性无不良影响。药剂浓度不宜过高，喷布时期不宜过早。果实采收后，在空气畅通处堆放几天，上覆草帘，使其散热，然后包装贮运。

山楂腌果丝

功效 **健脾理气，润燥生津**

用途	适用于脘腹饱滞、阴虚津亏或热极伤津。
材料	鲜山楂、白菜各150克，苹果100克，嫩莲藕150克，雪梨100克，青瓜75克，椰肉50克，白糖200克，盐5克。
做法	1. 材料洗净，沥干水分。 2. 鲜山楂去核，捣成泥；雪梨、苹果分别去皮，去核，切丝。 3. 椰肉切丝；白菜去老皮，切丝；嫩莲藕刮去皮，切丝；青瓜切丝。 4. 白菜丝、莲藕丝、青瓜丝中加入盐腌片刻，其他各丝中加入白糖腌片刻。 5. 把腌好的各种丝一起用山楂泥拌匀，放在碟上即可。
食用	当点心食用。

山楂腌雪梨

功效 **行气化痰，润肺生津**

用途	适用于温燥咳嗽、痰多人士。
材料	雪梨500克，鲜山楂200克，白糖125克。
做法	1. 材料洗净，沥干水分。 2. 将鲜山楂放入沸水中浸泡5分钟，撕去外皮与去核。 3. 雪梨削皮，去核切丝，放在碟上。 4. 锅置中火上，加水100毫升和白糖，熬至刚起黏丝时，随即放入山楂，炒至糖汁透明后出锅，把山楂糖汁围在梨丝周围即可。
食用	当点心食用。

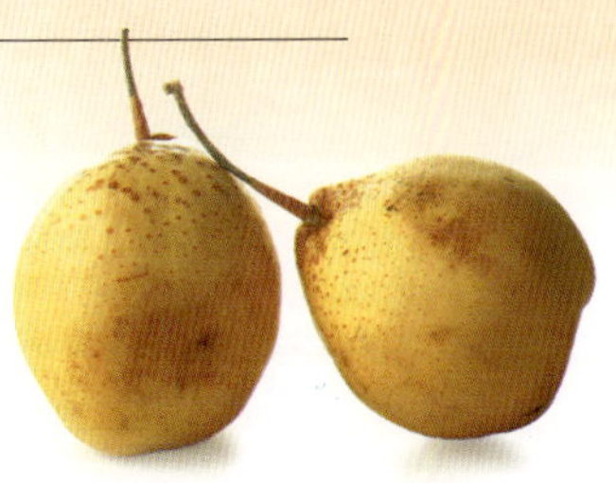
雪梨

山楂腌白菜

功效 **清热除烦，行气化痰**

用途 适用于肺热咳嗽、咽痛、便秘人士。

材料 鲜山楂、白菜各200克，盐、白糖各适量。

做法
1. 材料洗净，沥干水分。
2. 白菜切细丝；鲜山楂去籽，捣成细泥。
3. 白菜丝加少许盐拌匀，腌1小时，沥净盐水，放入山楂泥、白糖拌匀，加盖放在阴凉处腌2小时即可。

食用 佐餐或当点心食用。

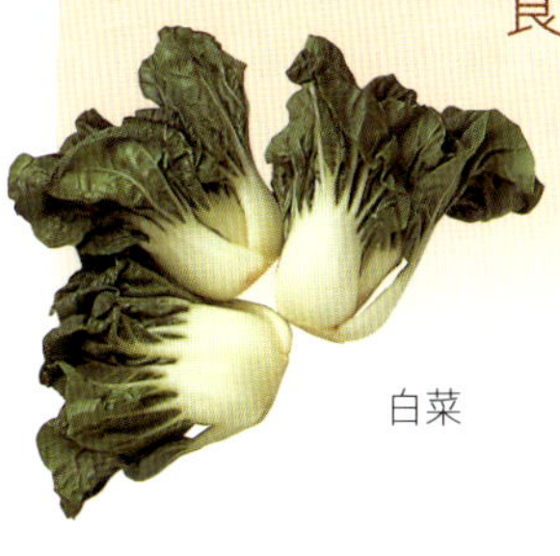
白菜

山楂蒸蛋糕

功效 **滋阴生津，补气益血**

用途 适用于脾胃虚弱、气血亏少、气滞血淤和产后恶露不净不止。

材料 山楂糕、鸡蛋各100克，面粉50克，白糖各50克。

做法
1. 把鸡蛋洗净，打破后分开蛋白、蛋黄，将蛋白抽打成糊状，另将蛋黄调匀，加入白糖拌匀，然后倒入蛋白糊内拌匀，再把面粉放入蛋糊中拌匀成粉团。
2. 取蒸笼放入蒸糕木格，将粉团分装在木格内，上笼用大火蒸30分钟取出。
3. 把山楂糕切成薄片，放在蛋糕上面，随即卷起，然后用干净纱布把蛋糕卷紧。
4. 待糕冷却后，把纱布解开取出，切成圆形片即可。

食用 当点心食用。

山楂豆沙饼

功效 健脾补胃，利湿消肿

用途 适用于脾胃虚弱，湿盛食滞，妇女产后腹胀等人士。

材料 山楂糕25克，豆沙20克，白糖10克，面粉5克，蛋白1只，生粉适量。

做法

1. 将山楂糕切成薄片，每片从中间切一刀呈夹层状。在每层内塞入豆沙少许。
2. 把蛋白放入锅中，用筷子抽打至起泡后，加入面粉、生粉，调成糊状。
3. 烧热油锅，下油烧至五成热时，把夹豆沙的山楂糕放入蛋白糊中挂糊，逐块入锅炸成金黄色，捞出沥油，装碟即成。

食用 当点心食用。

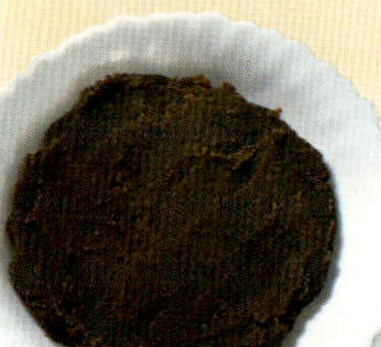
豆沙

山楂小麦汤圆

功效 补肾益精，养血乌发

用途 适用于健忘、白发、腰膝酸软人士。

材料 糯米粉300克，山楂150克，小麦面粉30克，芝麻、核桃仁各30克，白糖20克，玫瑰花3克，麻油适量。

做法

1. 将山楂洗净，煮烂，去皮去核，压成山楂泥。
2. 核桃仁炒香，去皮研碎；芝麻炒香，玫瑰花捣成细泥状。
3. 把面粉、白糖、山楂泥、核桃仁碎、芝麻、玫瑰泥、麻油混匀，搓成汤圆馅料。
4. 把糯米粉倒入平底容器内，加适量水和面粉，揉匀，包入馅料成汤圆。
5. 锅内加入适量水，大火煮沸后放入汤圆，煮熟即成。

食用 当点心食用。

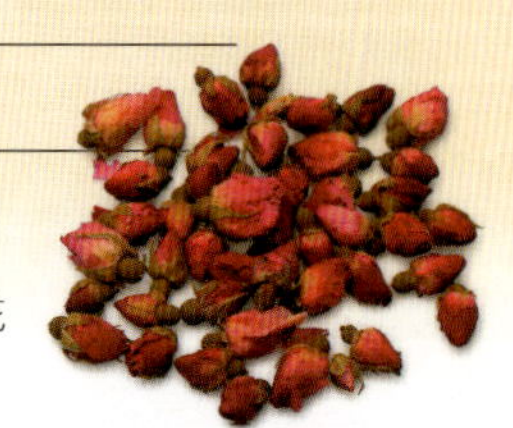
玫瑰花

山楂汤圆

功效 **开胃消食，降低血脂**

用途	适用于高血脂、动脉硬化、冠心病、食欲不振等人士。
材料	鲜山楂300克（或山楂糕200克），白糖200克，糯米粉600克，熟芝麻、面粉各50克，杏仁30克，糖桂花10克，花生油适量。
做法	1. 将鲜山楂洗净，入笼蒸至熟烂，去皮去核，压成山楂泥，加入研碎的杏仁、熟芝麻、面粉、糖桂花、白糖、花生油拌匀，制成汤圆馅料。 2. 用揉成的糯米粉团包成汤圆，煮熟即成。
食用	当点心食用。

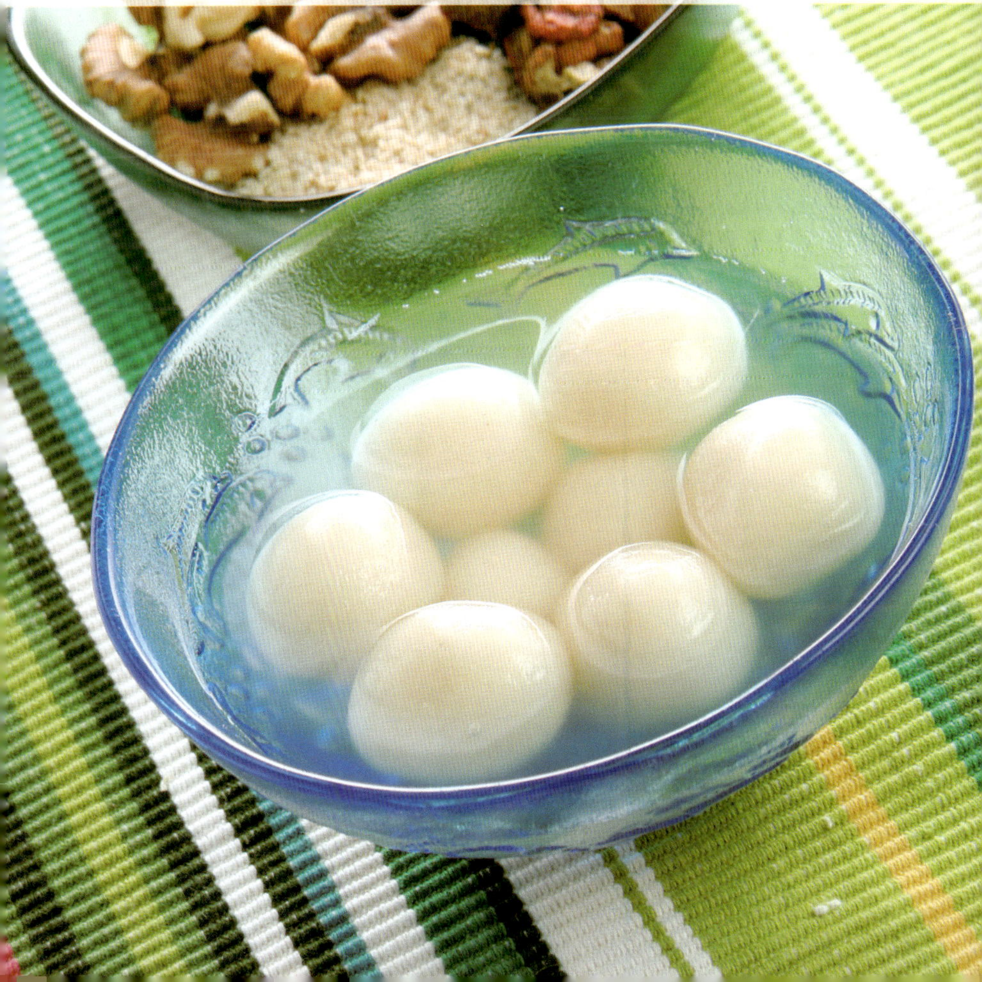

山楂果酱

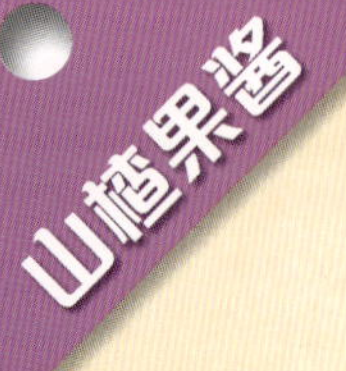

功效 开胃健脾，利气化滞

用途 适用于高血压、高血脂及冠心病人士。

材料 鲜山楂1000克，白糖500克。

做法

1. 将鲜山楂洗净，每个一切两半，去核。
2. 将处理好的山楂放入锅内，倒入水至浸过山楂，煮沸10分钟，加入白糖，改慢火煮至汁稠浓时，用筷子将山楂全部搅碎，汁快收干时熄火，冷却后装入瓶中即可。

食用 制作点心食用。

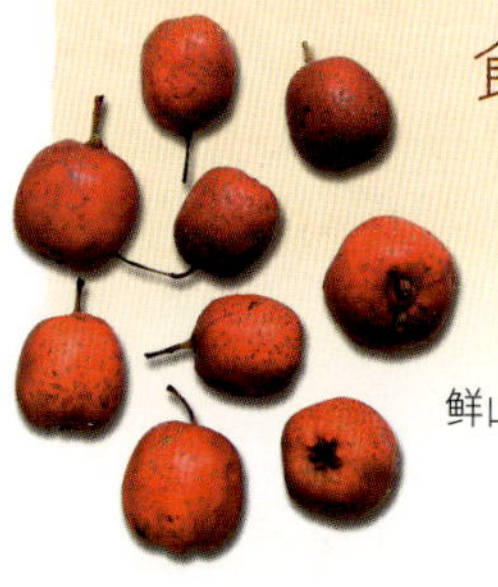

鲜山楂

草莓山楂果酱

功效 健脾消食，行气化痰

用途 适用于食欲不振、腹胀、腹泻人士。

材料 鲜山楂、草莓各300克，盐、白糖各适量。

做法

1. 材料洗净，沥干水分。
2. 鲜山楂去核。
3. 鲜山楂浸在盐水中5~10分钟。用水冲洗干净，去果蒂、果柄及果核，每个切成4块备用。
4. 草莓和山楂分别加水煮至软化，倒入搅拌机内打成浆，然后混合。
5. 草莓和山楂浆倒入锅内加热至浓缩，加入白糖不停搅拌，煮至浓稠。
6. 冷却后装入瓶中，放入冰箱内冷藏。

食用 制作点心食用。

山楂千层糕

功效 **健脾益气，开胃生津**

用途 适用于暑热烦渴及食欲不振之人士。

材料 鲜山楂500克，椰浆400克，白糖300克，木薯粉300克，粘米粉40克

做法
1. 用温水溶解白糖，备用；木薯粉、粘米粉混合，加入椰浆拌匀，备用。
2. 鲜山楂洗净，横切一分为二，去核。
3. 煮沸一锅水，放入山楂煮至变软，不断搅拌。放入白糖，继续搅拌至浓稠。
4. 粉浆分成两份，其中一份加入山楂溶液。
5. 先倒一层山楂粉浆进一方形或长形模具中，隔水蒸约3~4分钟至熟透。
6. 再倒另一粉浆，重复以上步骤至完。

食用 当点心食用。

Tips

山楂的外敷功能

冻疮是由于寒冷天气刺激神经的反射，血管收缩，局部血液循环不良引起郁血及组织缺氧、细胞损伤而引起的。现代医学研究显示，山楂具活血化淤作用，能显著改善血液循环，因此将山楂烤熟揉成泥，能有效治疗冻疮。另外，中医认为老年斑是由于中老年人气虚血淤，不能营养面部所形成。山楂能益气养血、活血化淤，因此经常以山楂加鸡蛋清敷面，能去除老人斑。

黑糖桂花山楂酱

功效 **补血养颜**

用途 适用于血虚头晕，疲倦食少及美容。

材料 鲜山楂200克，水100毫升，黑糖、白糖各40克，桂花少许。

做法
1. 鲜山楂洗净，去核。
2. 烧开水，加入鲜山楂，慢火煮至山楂软烂，加入白糖和黑糖。熬煮至糖溶化，山楂表面光亮时即可熄火，加入桂花，拌匀。

食用 加入其他点心食用。

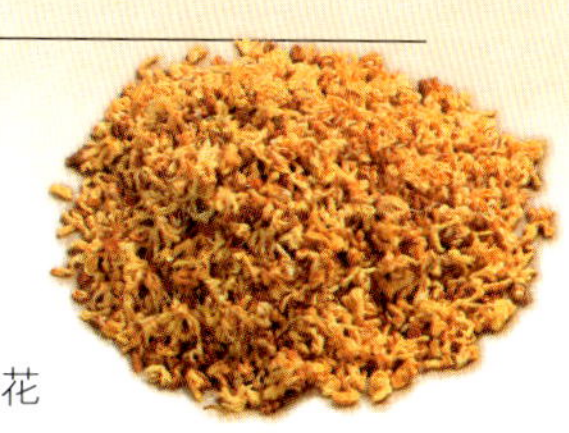
桂花

山楂牛奶布丁

功效 **滋阴润燥，健脾开胃**

用途 适用于口干咽燥及食欲不振之人士。

材料 山楂糕400克，牛奶400毫升，鱼胶粉10克。

做法
1. 鱼胶粉放入150毫升温水中浸泡20分钟，倒入锅中用慢火熬煮片刻至完全溶化。
2. 牛奶倒入锅中，与鱼胶汁完全混合均匀，大火煮至微沸，离火后稍稍放凉，再倒入模具中，放入冰箱中冷藏至凝固。
3. 用模将山楂糕切成喜欢的形状，放在牛奶布甸上。

食用 当甜品食用。

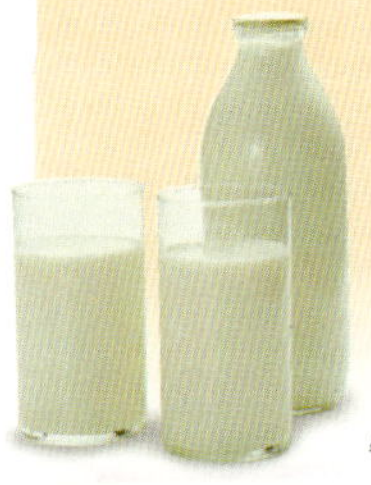
牛奶

山楂慕斯

功效 **生津开胃**

用途 适用于夏季时当点心食用。

材料 淡牛油、酸奶各150克，山楂果酱150克，牛奶50毫升，白糖40克，鱼胶粉5克。

做法
1. 鱼胶粉放入150毫升温水中浸泡20分钟，倒入锅中用慢火熬煮片刻至完全溶化。
2. 牛奶倒入锅中，与鱼胶汁完全混合均匀，大火煮至微沸，离火后稍稍放凉。
3. 酸奶和山楂果酱拌匀，加入牛奶糊内拌匀。
4. 淡牛油加白糖打至淡黄色，加入酸奶糊内，拌匀。倒入容器内，冷藏4小时或以上。

食用 当甜品食用，也可加在蛋糕上，制作山楂慕斯蛋糕。

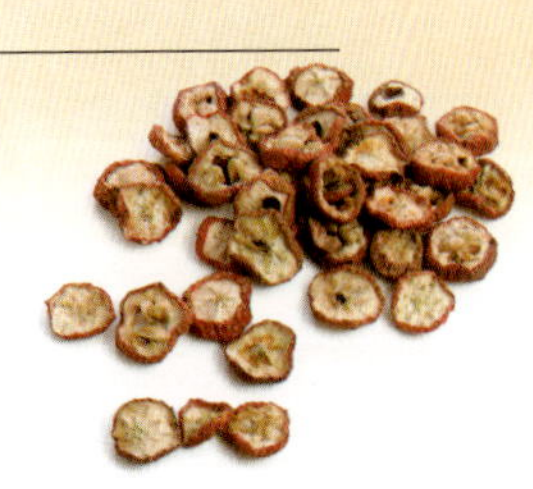

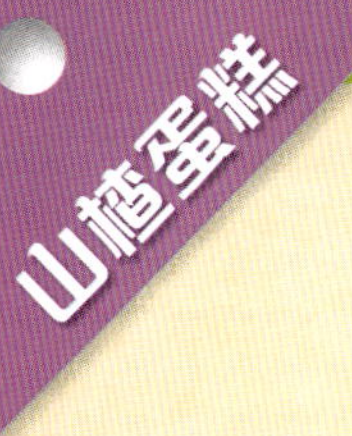

山楂蛋糕

功效 **健脾利湿，降脂除浊**

用途 适用于高血脂人士。

材料 鸡蛋5只，山楂汁150毫升，鲜山楂80克，面粉100克，白糖30克。

做法

1. 鲜山楂洗净，去皮去核，压成泥。
2. 鸡蛋洗净，打破后分开蛋白和蛋黄。蛋白加白糖打发；蛋黄拂打，加入山楂汁，与蛋白糊混合；筛入面粉，拌匀。
3. 烤箱预热150℃，把粉团倒入模具，入烤箱烤1小时即成。

食用 当甜品食用。

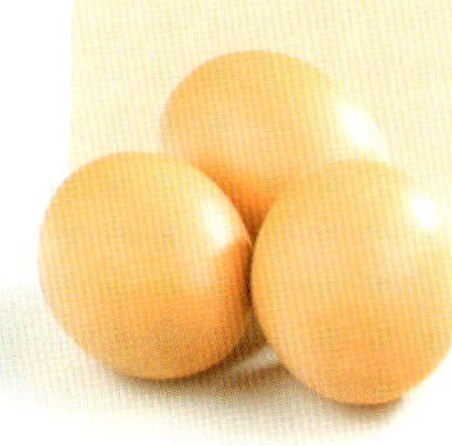

鸡蛋

山楂果酱曲奇

功效 **滋阴润燥**

用途 适用于喉咙痛人士。

材料 鸡蛋黄1只，低筋面粉180克，牛油120克，糖粉40克，牛奶15毫升，山楂果酱适量。

做法

1. 牛油置室温软化，筛入糖粉，打发；加入蛋黄拌匀。
2. 加入牛奶和过筛的低筋面粉，拌匀成粉团。
3. 粉团分成2份，一份擀薄，放入冰箱冷藏至硬，用印模压出饼底形状，排在烤盘上；一份放入挤花袋，用小型挤花嘴挤在饼底周围。
4. 烤箱预热160℃，把烤盘上的饼料放入烤箱烤20分钟至金黄，待凉后在中间加入山楂果酱即成。

食用 当点心食用。

Tips

山楂是最早入酒的水果？

根据中国科学技术大学张居中教授，以及美国宾夕法尼亚大学Patrick E. McOvern教授为首的中美联合研究小组发现，中国人可能是世界上最早酿制葡萄酒的族群。小组的考古学家在“河南古酒”中发现了高浓度的酒石酸。虽然葡萄中酒石酸浓度很高，在当时的河南野葡萄也广泛分布，但小组仍强调此次分析的古酒中的酒石酸可能并非来自葡萄。综合专家提供的植物学和考古学证据，小组发现当地的山楂等其他几种水果的酒石酸浓度也很高，可能它们才是最早“入酒”的水果。

山楂果冻

功效 **消食导滞，行气化痰**

用途 适用于心脑血管、高血压人士。

材料 鲜山楂250克，白糖150克，鱼胶粉50克，水适量。

做法
1. 将鲜山楂洗净，去核。
2. 将山楂捣成泥，取其汁，倒入锅中，加入白糖和水，大火煮沸，加入鱼胶粉，待其全部溶化，撇去浮沫。
3. 起锅倒入模具或盘中，待其冷却成形时即成。

食用 当甜品食用。

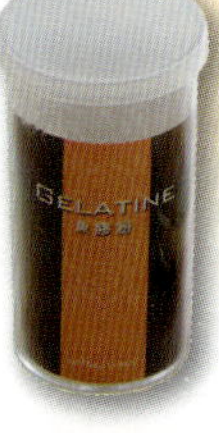

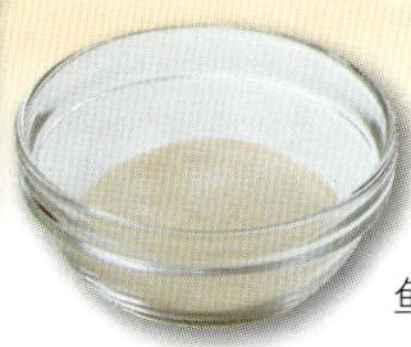
鱼胶粉

山楂奶冻

功效 **滋阴润燥**

用途 适用于体弱、营养不良人士。

材料 山楂汁200毫升，牛奶100毫升，白糖30克，鱼胶粉10克。

做法
1. 将牛奶放入锅煮沸，冷却备用。鱼胶粉用热水拌至溶解。
2. 把山楂汁、白糖、鱼胶溶液一起放入锅中，用中火煮沸（需不断搅动，以免粘锅），趁热过滤。
3. 把牛奶缓缓倒入模具或盘中，晾凉凝结，放入冰箱内冷藏即可。

食用 当甜品食用。

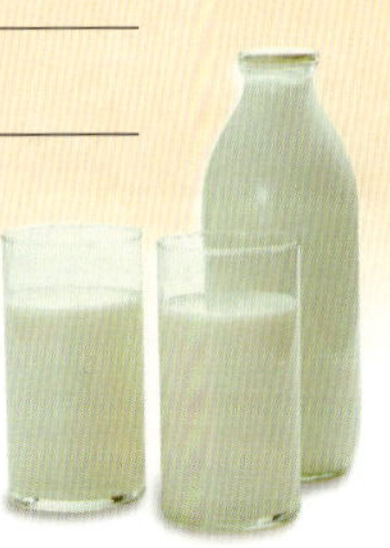
牛奶

索引

材料	食谱	页码
中药		
大枣	山楂大枣汤	51
	黄芪山楂黑米粥	65
山楂叶	山楂叶煲灯心草	48
	山楂叶黑豆甘草汤	49
川芎	山楂川归汤	47
	山楂核桃粥	62
丹参	山楂丹参麦冬饮	29
	山楂丹参麦冬汤	44
	山楂丹参枸杞汤	46
	山楂丹参粥	60
	红花山楂饼	79
甘草	山楂四味汤	47
	山楂叶黑豆甘草汤	49
白术	山楂白术瘦肉汤	54
白芍	山楂四味汤	47
肉桂	肉桂山楂糖水	38
	肉桂山楂粥	59
何首乌	山楂煲何首乌	43
枸杞子	山楂丹参枸杞汤	46
	枸杞山楂粥	60
	枸杞山楂煮牛肉	73
	山楂蒸田鸡	76
决明子	山楂决明子菊花茶	25
玫瑰花	山楂玫瑰黄酒	41
	山楂小麦汤圆	86
金银花	山楂金银花茶	24
	薄荷山楂菊花饮	31
	菊花山楂粥	59
	山楂金银花饮	28

材料	食谱	页码
金银花	淡菜炒山楂	68
阿胶	阿胶山楂酒	40
厚朴花	山楂煲二豆	43
红花	红花山楂饼	79
红枣	木瓜雪耳山楂糖水	39
	山楂红枣姜汤	49
	山楂香菇饭	67
	山楂蒸田鸡	76
	红枣山楂蒸红斑	77
首乌	山楂乌龙茶	25
枳实	山楂麦芽甜汤	39
核桃	山楂核桃饮	28
	山楂核桃粥	62
	山楂小麦汤圆	86
桂花	糖山楂串	80
	黑糖桂花山楂酱	89
桑甚	山楂桑甚粥	61
益母草	山楂益母草茶	26
	山楂煲乌鸡	53
草决明	山楂金银花茶	24
淮山	山楂煲乌鸡	53
	山楂淮山瘦肉粥	66
	山楂蒸鸡肝	74
陈皮	山楂红茶	23
	鸡内金山楂煲鹅肉	53
	山楂核桃粥	62
雪耳	山楂雪耳饮	27
	木瓜雪耳山楂糖水	39
	山楂煲黑木耳	45
	山楂雪耳粥	65

材料	食谱	页码
雪耳	山楂莲子羹	78
麦冬	山楂丹参麦冬饮	29
	山楂丹参麦冬汤	44
麦芽	山楂酸梅汤	34
	山楂麦芽甜汤	39
莱菔子	山楂莱菔子粥	62
菊花	山楂菊花绿茶	22
	薄荷山楂菊花饮	31
	菊花山楂粥	59
	淡菜炒山楂	68
	山楂决明子菊花茶	25
黄连	黄连山楂汁	32
黄芪	山楂白术瘦肉汤	54
	黄芪山楂黑米粥	65
当归	山楂川归汤	47
	山楂四味汤	47
酸梅	山楂酸梅汤	34
莲子	山楂莲子糖水	37
	山楂莲子羹	78
谷芽	山楂酸梅汤	34
灯心草	山楂叶煲灯心草	48
薄荷	薄荷山楂菊花饮	31
薏米	薏米山楂萝卜汤	42
	山楂荷叶薏米汤	45
	山楂白术瘦肉汤	54
	山楂荷叶排骨汤	55
	薏米山楂粥	61
	山楂薏米红豆粥	63
	山楂薏米荷叶粥	64
	山楂蒸鸡肝	74

材料	食谱	页码
鸡内金	鸡内金山楂煲鹅肉	53
灵芝	山楂灵芝香菇汤	56
	猴头菇山楂灵芝汤	56
谷类		
白米	芝麻花生猪肝山楂粥	58
	肉桂山楂粥	59
	菊花山楂粥	59
黑米	黄芪山楂黑米粥	65
粳米	山楂粥	58
	枸杞山楂粥	60
	山楂丹参粥	60
	山楂桑葚粥	61
	薏米山楂粥	61
	山楂莱菔子粥	62
	山楂二豆粥	63
	山楂薏米红豆粥	63
	山楂薏米荷叶粥	64
	山楂雪耳粥	65
	芹菜山楂粥	66
	山楂淮山瘦肉粥	66
	山楂香菇饭	67
糯米	山楂糯米粥	64
肉类		
五花肉	山楂红烧肉	72
牛肉	山楂赤小豆煲牛肉	54
	山楂炖牛肉	71
	枸杞山楂煮牛肉	73
乌鸡	山楂煲乌鸡	53
排骨	山楂荷叶排骨汤	55
	山楂糕炸排骨	72
猪肝	芝麻花生猪肝山楂粥	58
猪排	山楂猪排	71
猪瘦肉	山楂丹参麦冬汤	44
	马蹄山楂瘦肉汤	46

材料	食谱	页码
猪瘦肉	山楂白术瘦肉汤	54
	山楂瘦肉降压汤	55
	山楂灵芝香菇汤	56
猪瘦肉	猴头菇山楂灵芝汤	56
	山楂淮山瘦肉粥	66
	山楂炒瘦肉	70
	芝麻山楂瘦肉干	70
鸡肉	山楂鸡片	73
	山楂鸡肉	74
鸡肝	山楂蒸鸡肝	74
鸡翅	山楂煮鸡翅	75
鹅肉	鸡内金山楂煲鹅肉	53
水产		
甲鱼	山楂炖甲鱼	77
田鸡	山楂蒸田鸡	76
红斑鱼	红枣山楂蒸红斑	77
海带	山楂炖海带	68
淡菜	淡菜炒山楂	68
鲤鱼	山楂鲤鱼块	76
豆类		
白扁豆	山楂煲二豆	43
	山楂白扁豆汤	44
	山楂二豆粥	63
豆腐	山楂烧豆腐	69
赤小豆	山楂赤小豆煲牛肉	54
	山楂二豆粥	63
眉豆	山楂煲二豆	43
红豆	山楂薏米红豆粥	63
黑豆	山楂叶黑豆甘草汤	49
银芽	山楂炒瘦肉	70
绿豆	山楂莲子羹	78
干果		
花生	芝麻花生猪肝山楂粥	58
	山楂红烧肉	72

材料	食谱	页码
葡萄干	山楂莲子羹	78
蔬果		
大白菜	麻酱山楂白菜丝	69
大蒜	大蒜山楂茶	26
	山楂大枣汤	51
	山楂炖甲鱼	77
大葱	山楂西红柿汤	50
木瓜	木瓜银耳山楂糖水	39
草莓	山楂草莓汁	33
	草莓山楂果酱	88
甘蔗	山楂马蹄甘蔗汁	34
姜	山楂橙姜汁	33
	山楂红枣姜汤	49
白菜	山楂腌果丝	84
	山楂腌白菜	85
萝卜	山楂萝卜橙皮饮	27
	薏米山楂萝卜汤	42
	枸杞山楂煮牛肉	73
芹菜	芹菜山楂粥	66
青瓜	山楂腌果丝	84
青豆	山楂鸡片	73
韭菜	山楂白扁豆汤	44
荔枝	山楂荔枝汤	51
马蹄	山楂雪梨马蹄汁	32
	山楂马蹄甘蔗汁	34
	山楂马蹄糖水	38
	马蹄山楂瘦肉汤	46
雪梨	山楂雪梨马蹄汁	32
	山楂苹果雪梨糖水	37
	山楂腌果丝	84
	山楂腌雪梨	84
西红柿	山楂西红柿汤	50
玉米	山楂玉米甜粥	57
菠萝	菠萝山楂汤	52

材料	食谱	页码
	山楂鸡片	73
椰子	山楂腌果丝	84
莲藕	山楂腌果丝	84
橙子	山楂萝卜橙皮饮	27
	山楂橙汁	30
	山楂橙姜汁	33
	山楂橙皮	83
橄榄	蜜汁山楂	81
鲜淮山	山楂炖牛肉	71
	山楂泥	81
苹果	山楂苹果雪梨糖水	37
	山楂腌果丝	84
蛋类		
鸡蛋	山楂鸡蛋饮	35
	鸡蛋山楂汤	52
	山楂猪排	71
	山楂糕炸排骨	72
	山楂鲤鱼块	76
	山楂蒸蛋糕	85
	山楂蛋糕	91
	山楂果酱曲奇	91
菇菌		
木耳	山楂煲黑木耳	45
香菇	山楂柿饼香菇汤	48
	山楂灵芝香菇汤	56
	山楂香菇饭	67
猴头菇	猴头菇山楂灵芝汤	56
其他		
大菜	水晶山楂糕	82
牛奶	山楂牛奶酒	41
	山楂牛奶布丁	90
	山楂奶冻	92
牛油	山楂慕斯	90
	山楂果酱曲奇	91

材料	食谱	页码
白酒	山楂白酒	40
	阿胶山楂酒	40
豆沙	山楂豆沙饼	86
乳酪	山楂乳酪	36
芝麻	山楂小麦汤圆	86
	山楂汤圆	87
芝麻酱	麻酱山楂白菜丝	69
柿饼	山楂柿饼香菇汤	48
红茶	山楂红茶	23
乌龙茶	山楂乌龙茶	25
茶叶	山楂益母草茶	26
马蹄粉	山楂马蹄糕	83
荷叶	山楂荷叶绿茶	24
	山楂荷叶饮	29
	山楂荷叶薏米汤	45
	山楂荷叶排骨汤	55
	山楂薏米荷叶粥	64
黄酒	山楂玫瑰黄酒	41
黑芝麻	芝麻花生猪肝山楂粥	58
	芝麻山楂瘦肉干	70
椰浆	山楂千层糕	89
蜂蜜	山楂蜂蜜水	23
	蜜汁山楂	81
	蜜饯山楂糕	82
绿茶	山楂荷叶绿茶	24
酸奶	山楂慕斯	90

餐桌上的中药

健康以养生为本 养生以食补为源

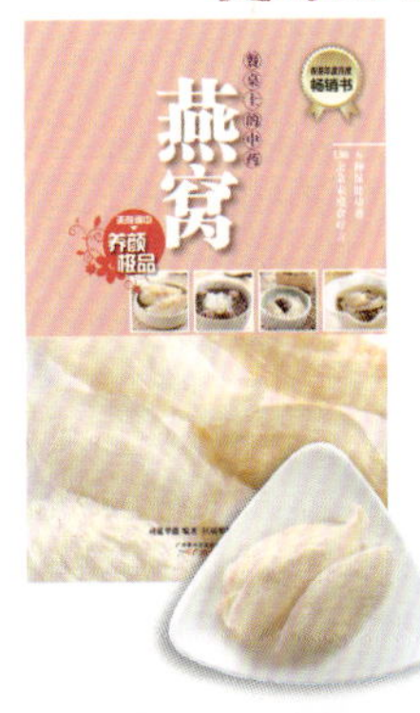

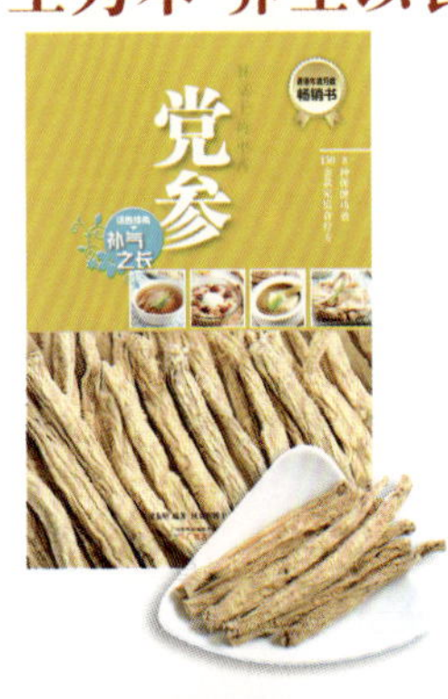

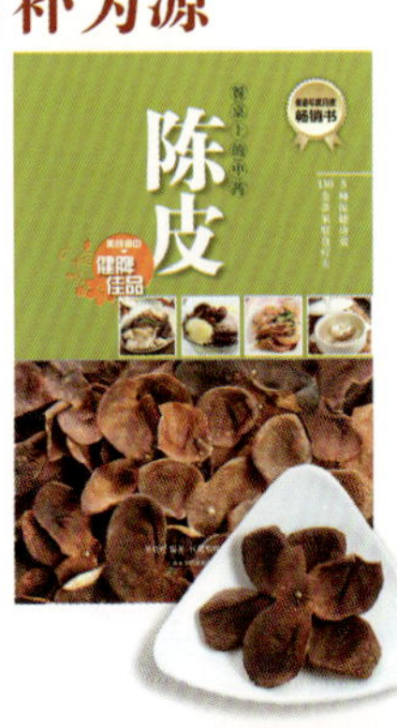

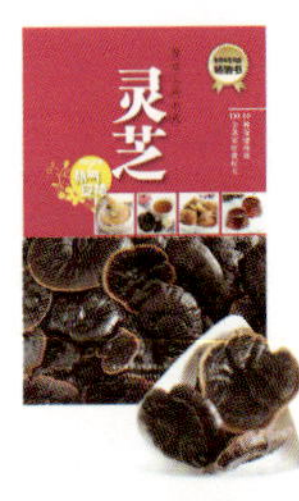

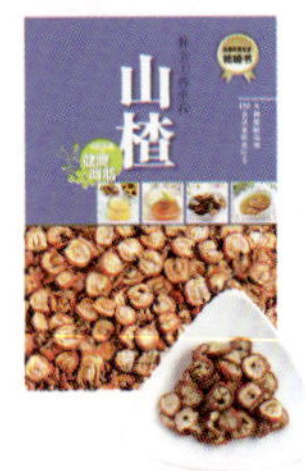

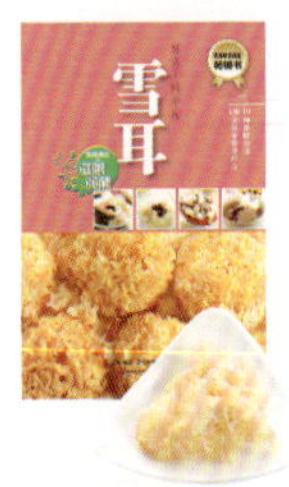

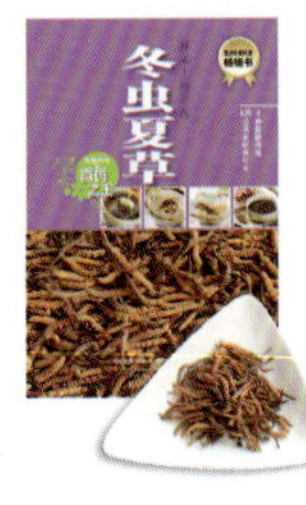

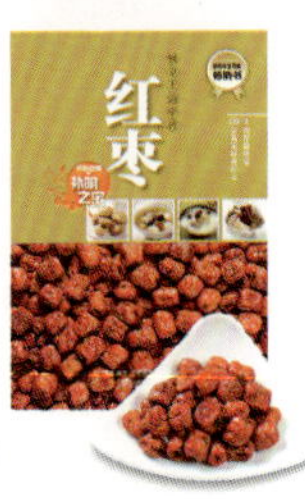

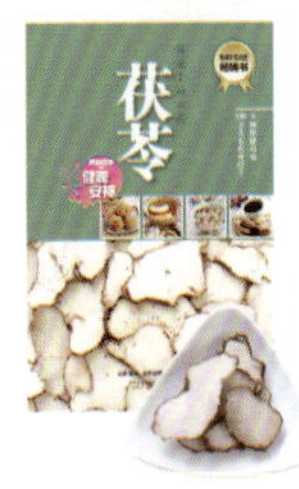

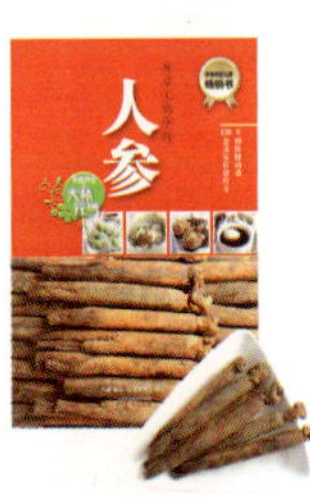

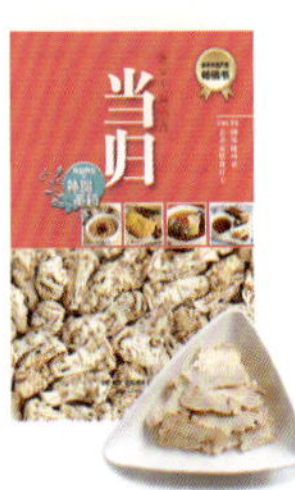

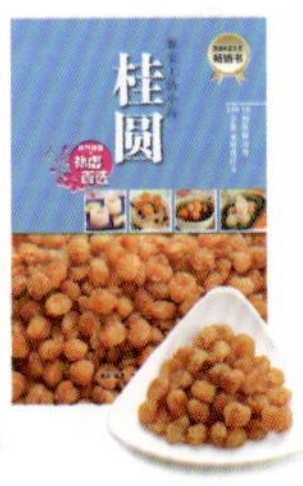

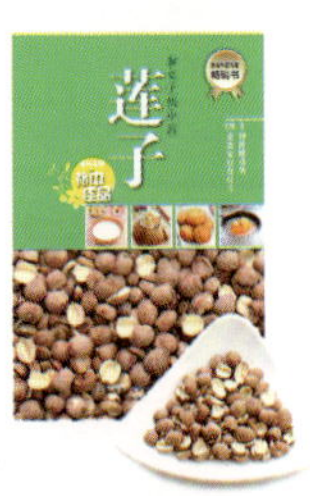

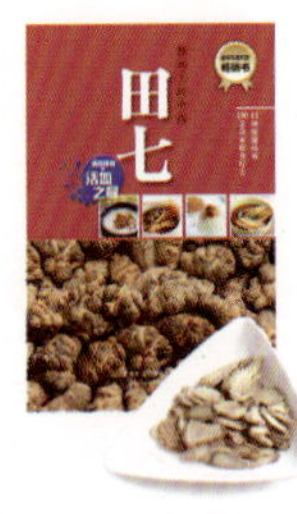

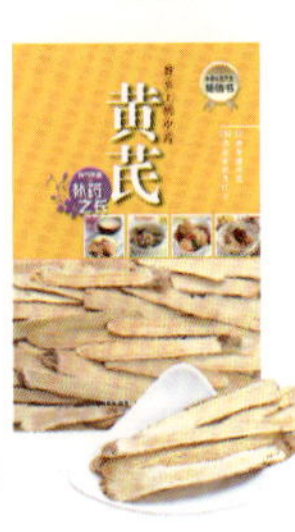

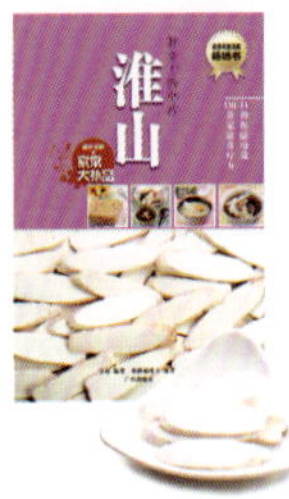

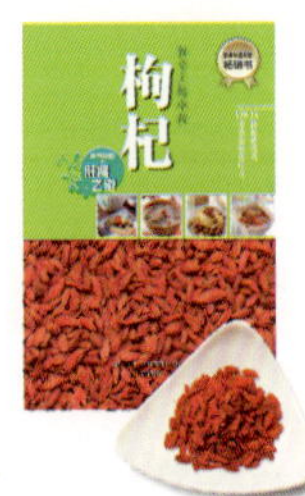

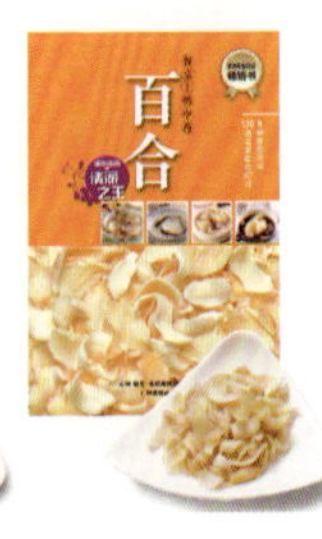